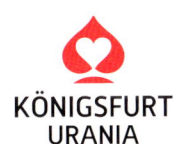

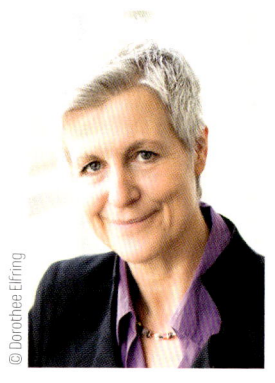

Silvia Bürkle widmet sich mit großer Leidenschaft ihrer Arbeit und hat die Gabe, komplexe Zusammenhänge leicht verständlich, unterhaltsam und ergänzt um viele praktische Beispiele zu vermitteln.

Sie ist Diplom-Ingenieurin für Ernährungstechnik mit Schwerpunkt Diätetik. Gemeinsam mit dem Ernährungsmediziner Dr. med. Wolf Funfack entwickelte sie das weltweit bekannte Stoffwechselprogramm Metabolic Balance®. Sie war viele Jahre in der Produktentwicklung und Qualitätssicherung in der Lebensmittelindustrie tätig.

Heute begeistert sie als Dozentin Ernährungsberater in der Ausbildung und wird regelmäßig als Referentin in Heilpraktiker- und allgemeinbildenden Schulen angefragt.

Sie ist Autorin mehrerer erfolgreicher Bücher rund um das Thema gesunde Ernährung und lebt mit ihrer Familie in der Nähe von Ulm.

SILVIA BÜRKLE

DIE SCHNELLE
SMOOTHIE-DIÄT

DAS 10-TAGE-PROGRAMM ZUM ABNEHMEN, DETOXEN UND ENERGIE GEWINNEN

Bibliographische Information der Deutschen Nationalbibliothek

Die Deutsche Nationalbibliothek verzeichnet diese Publikation in der Deutschen Nationalbibliographie; detaillierte bibliographische Daten sind im Internet über http://dnb.d-nb.de abrufbar.

Originalausgabe
Krummwisch bei Kiel 2016

© 2016 by Königsfurt-Urania Verlag GmbH
D-24796 Krummwisch
www.koenigsfurt-urania.com

Umschlaggestaltung: Grafikdesign Hansen – Jan-Dirk Hansen, München
unter Verwendung eines Motivs von Fotolia.com © Boyarkina Marina

Abbildungen: Alle Bilder von fotolia: Seite 5 © trubavink, Seite 6 © fox17, Seite 7 © JPC-PROD, Seite 8 © lidante, Seite 10 © bit24, Seite 12 © Coka, Seite 15 © BillionPhotos.com, Seite 21 © stockphoto-graf, Seite 23 © BillionPhotos.com, Seite 25 © puhhha, Seite 28 © contrastwerkstatt, Seite 30 © rainbow33, Seite 31 © vanillaechoes, Seite 33 © Photographee.eu, Seite 37 © impressionen, Seite 40 © Digitalpress, Seite 43 © Jessmine, Seite 48 © Susann Bausbach, Seite 53 © mariontxa, Seite 59 © M.studio, Seite 64 © victoria p., Seite 66 © trubavink, Seite 73 © puhhha, Seite 75 © -Marcus-, Seite 78 o. © ISO K° - photography, Seite 78 u. © narstudio, Seite 79 © contrastwerkstatt, Seite 81 © Laurent Hamels, Seite 82 © Anna Omelchenko, Seite 84 © meteo021, Seite 85 © Boyarkina Marina, Seite 88 © Monet, Seite 90 © fieryphoenix, Seite 93 © vanillaechoes, Seite 97 © Dessie, Seite 98 © Dani Vincek, Seite 103 © zi3000, Seite 104 © Doris Heinrichs, Seite 107 © sgabby2001, Seite 111 © katrinshine, Seite 114 © nata_vkusidey, Seite 119 © Heike Rau, Seite 123 © master1305, Seite 124 © vanillaechoes.

Projekt- und Programmleitung: Susanne Kirstein, München

Lektorat: Susanne Kirstein, München

Korrektur: Marianne Glaßer, Röslau

Satz und Layout: Grafikdesign Hansen – Jan-Dirk Hansen, München

Druck und Bindung: Finidr s.r.o

Printed in EU

ISBN 978-3-86826-141-7

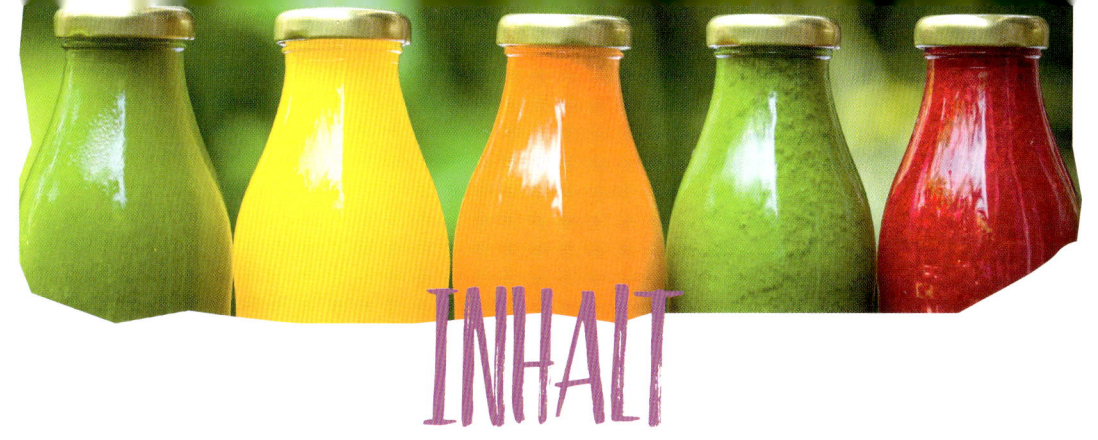

INHALT

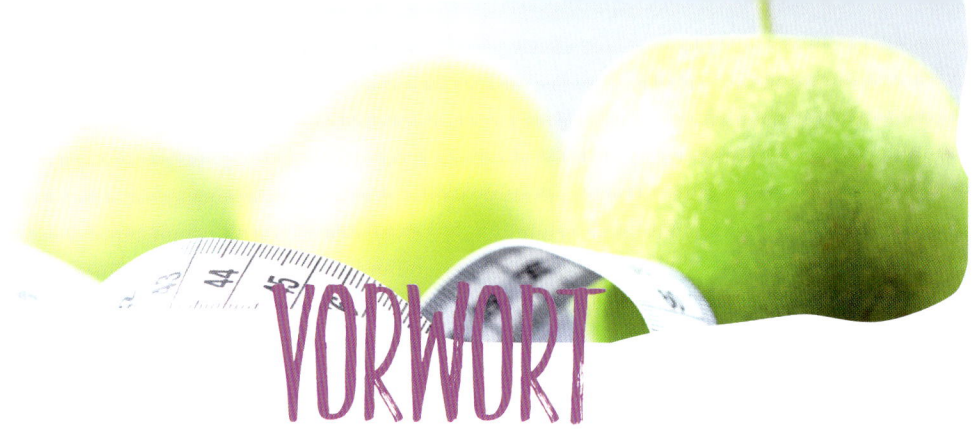

VORWORT

chön, dass Sie sich entschieden haben, sich selbst das beste Geschenk zu machen: einmal nur für sich da zu sein, um Körper, Geist und Seele zu revitalisieren. Ihren Körper zu pflegen, um ihn wieder Frische und Lebendigkeit spüren zu lassen. Die inneren Organe auf »Kur« zu schicken, ihnen die Gelegenheit zu geben, sich zu erholen und das innere Gleichgewicht wiederzufinden und zu stabilisieren. Die schnelle Smoothie-Diät bietet Ihnen all das. Sie ist weit mehr als nur eine kurzfristige Kur, denn sie kann auch ein guter Einstieg in eine dauerhafte Veränderung in Bezug auf körperliche und seelische Gesundheit sein. Mit der schnellen Smoothie-Diät treffen Sie notwendige Maßnahmen, um Ihre volle Vitalität wiederzuerlangen bzw. zu bewahren.

Wir gestalten unsere Gesundheit mit dem, was wir tun, und ebenso auch mit dem, was wir nicht tun. So, wie Sie ganz individuell die eigene Verantwortung für Ihre Lebensweise annehmen, entscheiden Sie auch über Ihre Gesundheit. Dieses 10-Tage-Programm kann zudem ein sehr wirkungsvolles Anti-Aging-Programm und eine gute Vorsorge sein, um für die alltäglichen Anforderungen gut gewappnet zu sein. Wir kennen aus der Werbung das ideale Bild eines gesunden, sportlichen, vitalen Körpers und wünschen uns oft nichts Sehnlicheres, als dass unser Körper

ebenso aussehen mag. Und das am besten, ohne dass wir damit viel Arbeit haben. Meist überfällt uns dieser Wunsch, wenn Hose oder Rock, die gestern noch gut gepasst haben, heute mal wieder kneifen und zwicken. Der Spiegel zeigt dann ganz unbarmherzig, welche Körperregionen nicht ganz dem Bild aus der Werbung entsprechen.

Doch die Veränderung von Ernährungsgewohnheiten fällt uns im Allgemeinen recht schwer und gelingt nicht von heute auf morgen. Hilfreich ist es, schrittweise dabei vorzugehen. Die 10-Tage-Smoothie-Diät bietet sich sehr gut als erster Schritt an. Sie gibt dem Organismus das Startsignal zur Ernährungsumstellung und hilft gleichzeitig, schon mal das eine oder andere lästige Kilo loszuwerden.

Smoothies in allen Variationen

Sie liegen voll im Trend. Sie sind schon jahrzehntelang bekannt und erleben gerade eine Renaissance. Der Fantasie sind beim Mixen keine Grenzen gesetzt. Es gibt wohl kaum eine einfachere und leckerere Möglichkeit, seinem Körper und der Gesundheit so viel Gutes zu tun.

Frisch gemixte oder gepresste Obst- und Gemüsesäfte kombiniert mit Kräutern und Gewürzen oder auch mit Frucht- und Gemüsepulvern liefern neben wertvollen Vitaminen und Mineralien eine ganze Reihe von Enzymen und Antioxidanzien, die den Entgiftungsprozess ankurbeln können. Dies geschieht umso intensiver, je mehr unterschiedliche Säfte man über den Tag verteilt mit ausreichend Wasser zu sich nimmt. Sie können für einen ausgeglichenen Säure-Basen-Haushalt sorgen, der in unserer modernen Welt schnell aus den Fugen geraten kann.

Durch die Zufuhr von Eiweiß und Fett aus pflanzlichen Eiweißträgern und Superfoods wird, anders als bei vielen Fastenkuren, die Muskelmasse nicht geschwächt. Gleichzeitig wird das Verdauungssystem entlastet, das Immunsystem kann gestärkt und die Regeneration aller Organe angeregt werden.

TU DEINEM LEIB ETWAS GUTES, DAMIT DEINE SEELE LUST HAT, DARIN ZU WOHNEN.
TERESA VON ÁVILA

Die Auswahl der Zutaten, der bewusste Einkauf hochwertiger Lebensmittel und die einfache Zubereitung der Smoothies bieten für jeden den idealen Einstieg in eine bewusstere Ernährung.

Abnehmen, ohne zu hungern, das ist der Wunsch, der uns bei vielen Diäten begleitet. Aber leider sind der Hunger und das Gefühl, »fasten« zu müssen, die ersten Gründe, warum eine Diät scheitert. Die Smoothies in diesem Buch liefern reichlich Vitalstoffe, sind ein idealer Energielieferant und lassen kein Hungergefühl aufkommen. Und wenn es doch einmal vorkommen sollte, finden Sie hier zahlreiche Tipps, wie Sie ein leichtes Hungergefühl geschickt aus dem Weg räumen können.

Für viele ist die schnelle Smoothie-Diät ein leichter und zugleich leckerer Einstieg in ein gesünderes Leben.

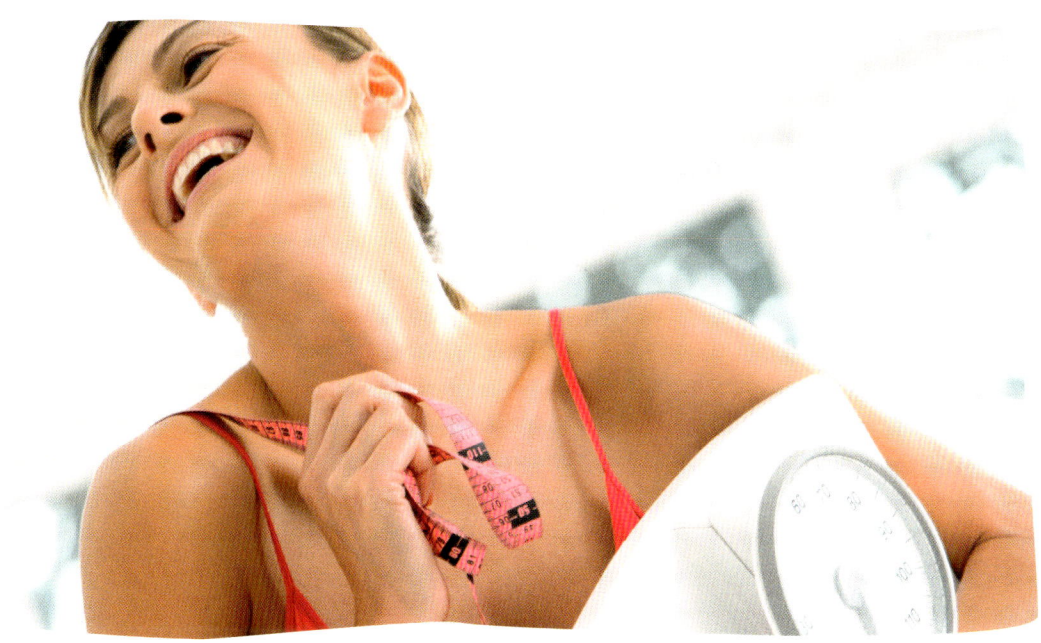

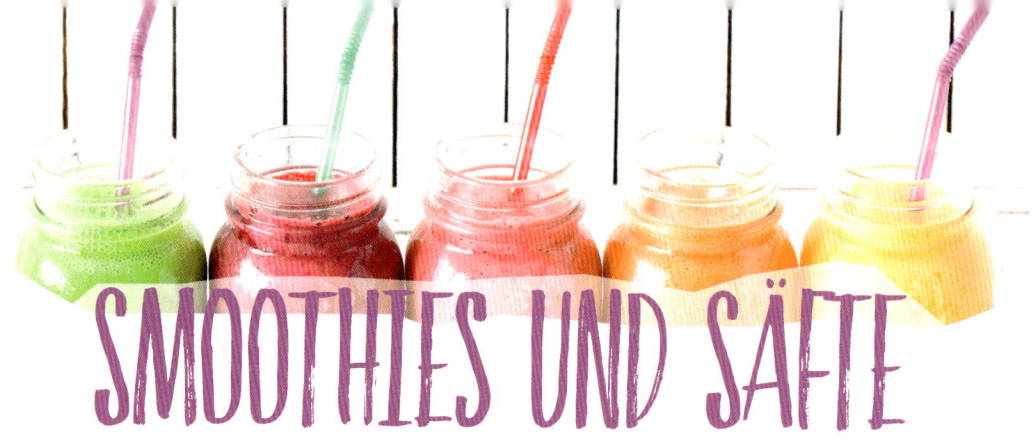

SMOOTHIES UND SÄFTE

Die Heimat der Smoothies sind ursprünglich die USA. Dort erfuhren die ersten Saftbars in den 1920er Jahren großen Zustrom. Was mit Orangensaft-Mixgetränken angefangen hatte, entwickelte sich in den 1950er und 1960er Jahren zu den aus vielen verschiedenen Zutaten hergestellten »Smoothies«.

Bis heute haben sich Smoothies zum Trendgetränk entwickelt. Sie werden nicht mehr nur frisch in Saft- und Smoothiebars angeboten, sondern sind mittlerweile auch verzehrsfertig abgefüllt in Supermärkten erhältlich.

SÄMIGE SMOOTHIES

Der Name »Smoothie« kommt vom englischen Wort »smooth«, was so viel bedeutet wie »weich« und sich auf die »weiche« bzw. geschmeidig-sämige Konsistenz der Getränke bezieht. Diese entsteht dadurch, dass – anders als bei Säften – die gesamte Frucht verwendet wird. Die pürierten Obst- bzw. Gemüsefasern, die beim Entsaften verloren gehen, sind für die dickflüssige Konsistenz der Smoothies verantwortlich.

Da Früchte und Gemüse ganz verarbeitet und verzehrt werden, kann ein Smoothie auch wunderbar eine Mahlzeit ersetzen und hält lange satt. Die Pflanzenfasern und Ballaststoffe sind wichtig für unsere Verdauung und regen die Darmbewegung an.

Beim Mixen werden die Zutaten in kleinste Bestandteile aufgetrennt, daher kann unser Körper auch deutlich mehr wertvolle Nährstoffe aufnehmen als bei »normal gekautem« Gemüse und Obst.

Bei der Herstellung von Smoothies sind der Experimentierfreude kaum Grenzen gesetzt. Meistens werden verschiedene Früchte mit Wasser oder Eiswürfeln gemixt, aber auch Flüssigkeiten wie z.B. Nuss-, Mandel- oder Kuhmilch oder Kokoswasser werden verwendet. Ergänzend lassen sich Gemüse, Nüsse, Superfoods (wie z.B. Gojibeeren oder Chiasamen), Kräuter, Gewürze und vieles mehr hinzufügen. Besonders beliebt sind grüne Smoothies, die sich in den letzten Jahren immer stärker verbreitet haben. Grünes Blattgemüse (z.B. Spinat und Grünkohl), Salat (z.B. Rukola oder Feldsalat) und Pflanzengrün (z.B. die Blätter von Kohlrabi oder Karotten) enthalten wertvolle Nährstoffe. Doch meist landet viel zu wenig Grün auf unseren Tellern. Das dachte sich auch Victoria Buotenko. Sie begann, die grünen Pflanzen mit Obst und Wasser zu mixen, und gilt als Erfinderin der grünen Smoothies.

Auch Wildkräuter, wie z.B. Brennnessel, Giersch, Schafgarbe oder Löwenzahn, sind wahre Vitamin- und Mineralstoff-Bomben. Aber Hand aufs Herz: Wann haben Sie diese tatsächlich als Mahlzeit (nicht als Gewürz oder Garnitur!) verzehrt? Wahrscheinlich selten. In gemixter Form ist es leicht und eine ganze Portion wird so gern von Groß und Klein verzehrt.

Eine echte Bereicherung

Smoothies ersetzen also nicht einfach nur eine Mahlzeit, sondern werten unseren Speiseplan auf. Denn ganz ehrlich: Wie oft kommt es sonst vor, dass man einfach mal zum Frühstück, Mittag- oder Abendessen einen ganzen Teller voller Obst, rohem Gemüse und/oder wertvoller Kräuter isst?

FRISCH GEPRESSTE SÄFTE

Der »Saftmann« Jay Kordich (Jahrgang 1923) propagierte schon in den 1990er Jahren die gesundheitliche Bedeutung von frisch gepressten Obst- und Gemüsesäften. Er selbst erkrankte im Alter von 25 Jahren schwer an Krebs, und die klassischen Therapien von einer Vielzahl von Ärzten zeigten nicht den gewünschten Erfolg. Erst unter der Behandlung von Dr. Max Gerson, New York City, kam die Wende. Gerson versorgte seine kranken Patienten mit frischen, rohen Säften und gesunder Ernährung und hatte damit sehr gute Erfolge. Durch das tägliche Trinken frisch gepresster Säfte verbesserte sich auch das gesundheitliche Wohlbefinden von Jay Kordich. Er führte es darauf zurück, dass die Obst- und Gemüse-

DIE BASIS FÜR GRÜNE SMOOTHIES

GRÜNES BLATTGEMÜSE Alle bekannten Salate wie Batavia-, Römer-, Eichblatt-, Feld-, Endivien- und Kopfsalate, Rukola, Mangold, Postelein (Portulak)
Hellere Salate, die nur wenig Chlorophyll enthalten, wie z.B. Eisbergsalat, sind für grüne Smoothies eher nicht geeignet.
GEMÜSE Kohlsorten wie z.B. Grünkohl, Wirsing, Rosenkohl, Spitzkohl und Brokkoli, auch Lauch und Spinat
BLATTGRÜN Kohlrabi, Möhren, Radieschen, Rettich, Rote Bete, Sellerie. Das Blattgrün ist vitalstoffreicher als die Wurzeln.
GARTENKRÄUTER Melisse, Basilikum, Koriander, Bohnenkraut, Dill, Estragon, Liebstöckel, Majoran, Minze, Oregano, Petersilie, Rosmarin, Salbei, Schnittlauch, Thymian, Pfefferminze
WILDKRÄUTER Brunnenkresse, Bärlauch, Brennnessel, Giersch, Klee, Löwenzahn, Wiesensalbei, Sauerampfer, Schafgarbe, Vogelmiere, Waldmeister, Wegerich, Himbeer- und Brombeerblätter
TIPP Wenn Salate oder andere grüne Blattgemüse in feuchte Hand- oder Küchentücher gewickelt werden, bleiben sie im Kühlschrank deutlich länger frisch.

säfte eine Vielzahl an dringend benötigten Vitaminen, Mineralstoffen und Enzymen lieferten, und zwar in einer Menge, die ihm schwergefallen wäre als ganze Frucht oder in Form von ganzem Gemüse täglich zu verzehren. Seit dieser Zeit versuchte er unermüdlich, in größeren Kaufhäusern und auf Jahrmärkten mit Hilfe einfacher Entsafter auf die Vorteile von frisch gepressten Säften aufmerksam zu machen. Im Jahr 1990 konnte er mit Hilfe des Fernsehens zum ersten Mal ein großes Publikum erreichen und seine Botschaften zu Saftkuren und gesunder Ernährung und Lebensweise verstärkt publik machen. Seine Fangemeinde ist seither stetig gewachsen, und seine Bücher wurden vielfach verkauft.

Bessere Nährstoffaufnahme

Das Trinken von Säften entlastet den Verdauungstrakt, da die Flüssigkeit leicht verdaulich ist und die Nährstoffe relativ schnell in die Blutbahn übergehen. Im Vergleich dazu dauert es nach dem Verzehr einer rohen, ganzen Karotte mehrere Stunden, bis der Körper alle Nährstoffe aufgeschlossen hat und sie für ihn verfügbar sind. Zudem ist die Ausbeute der Nährstoffe nur ein Bruchteil dessen, was wir über die Säfte erhalten. Beim Pressen von Obst und Gemüse werden die Zellstrukturen stärker »aufgeknackt«, und die Verdauungssäfte haben ein leichteres Spiel,

Bringen Sie möglichst viel Abwechslung in Ihren Smoothie-Plan. So sind Sie bestens versorgt.

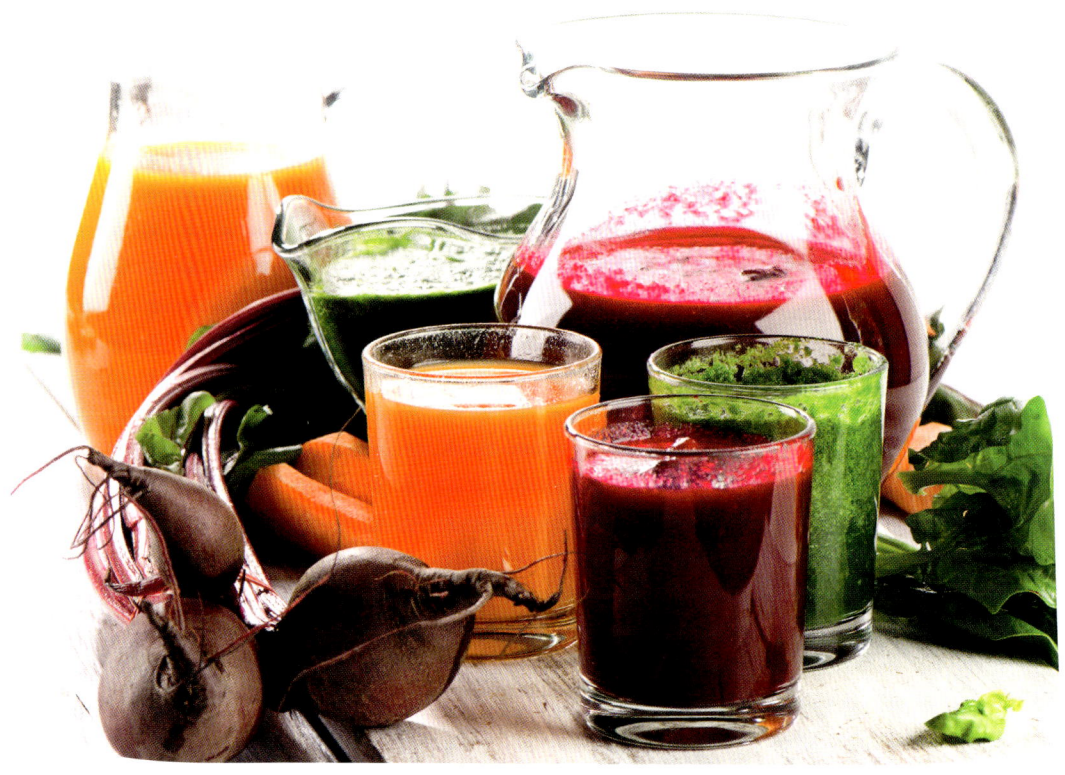

größere Mengen an Nährstoffen freizusetzen und so für unseren Organismus verwertbar zu machen. Somit wird eine optimale Nährstoffaufnahme erreicht.

Säfte mit besonderer Wirkung

Frisch gepresste Säfte ohne jegliche Zusätze liefern reichlich basische Mineralien, die zur Regulierung des Säure-Basen-Haushaltes beitragen. Gleichzeitig stärken sie das Immunsystem und sind gut für die Darmflora. Darüber hinaus haben einige Inhaltsstoffe aus Obst und Gemüse besondere Wirkung auf die Gesundheit:

- **Karotten- oder Möhrensaft** ist reich an Vitamin A und seiner Vorstufe, dem Provitamin A oder Beta-Carotin. Vitamin A und Beta-Carotin schützen unsere Zellen vor freien Radikalen und können so einer vorzeitigen Hautalterung entgegenwirken. Darüber hinaus kann man mit Karottensaft die Sehkraft, die Atemwege und die Immunkraft stärken.
- **Weißkohlsaft** schützt den Darm und kann das Risiko für Darm-Erkrankungen senken.
- **Grünkohlsaft** liefert reichlich Kalzium und Folsäure und weist einen relativ hohen Proteingehalt auf. Der Geschmack von Grünkohlsaft ist recht intensiv und nicht jedermanns Sache. Daher empfiehlt es sich, Grünkohlsaft mit Karotten- und Apfelsaft zu mischen.
- Eine ganz besondere Rolle nimmt der **Rote-Bete-Saft** ein: Der Rote-Bete-Farbstoff Betanin kann Erkältungserreger unschädlich machen und daher z. B. vor Schnupfen schützen. Der Eiweißbaustein Betain kann die Leber stärken und den Abbau von Fettzellen fördern.

- **Topinambur-Saft** kann den Aufbau der Darmflora fördern und den Hunger bremsen, was beim Abnehmen sehr willkommen ist.
- Lycopin ist ein Stoff, der vor allem in Tomaten bzw. **Tomatensaft** enthalten ist. Er wird durch das Mixen besser und schneller freigesetzt als beim Kauen. Lycopin aus den Tomaten bildet einen natürlichen Schutz für die Haut und kann Herz und Kreislauf stärken.

SMOOTHIES ODER SÄFTE?

Frisch hergestellte Smoothies und frisch gepresste Säfte sind beides wahre Vitamin- und Mineralstoff-Powerpakete, die dem Körper guttun. Es gibt jedoch kleine Unterschiede:

- Säfte sind konzentrierter, und ihr Vitalstoffgehalt ist somit höher. Um jeweils die gleiche Menge Saft und Smoothie herzustellen, braucht man beim Entsaften deutlich mehr Früchte, da alle festen Bestandteile herausgefiltert werden.
- Die Nährstoffe sind sowohl beim Saft als auch beim Smoothie schneller für unseren Organismus verfügbar, als wenn wir die Zutaten als Rohkost kauen würden. Beim Saft geschieht dies aber noch deutlich schneller als bei einem Smoothie, weil die Zellstrukturen beim Entsaften noch stärker zerkleinert werden.
- Ein Smoothie sorgt aufgrund der vielen Ballaststoffe für ein länger anhaltendes Sättigungsgefühl. Das Fehlen der Ballaststoffe in den Säften lässt den Blutzuckerspiegel schnell ansteigen, denn die gelösten Zuckerbausteine können rasch in die Blutbahn aufgenommen werden.

5 GRÜNDE FÜR DIE SCHNELLE SMOOTHIE-DIÄT

Es ist vermutlich unser aller Wunsch, bei bester Gesundheit möglichst lange und glücklich zu leben. Viel wurde bereits dazu geschrieben, was nötig ist, um dieses Ziel annähernd zu erreichen. An Empfehlungen zu einem gesünderen Lebensstil mangelt es sicherlich nicht.

Und doch sieht die Realität oft anders aus. Hohe Anforderungen des Alltags und Zeitmangel lassen uns häufiger denn je ein Fertiggericht auf den Teller zaubern, anstatt selbst etwas aus frischen Zutaten zu kochen und die Mahlzeit zu genießen. Wer die Smoothie-Diät durchführt, profitiert von ihren Vorteilen: Sie entsäuert und entgiftet, tut der Verdauung gut, versorgt mit frischer Energie, hilft beim Abnehmen und ist ein idealer Start in ein neues Bewusstsein. So kommen wir unserem Ziel nach einem langen, gesunden Leben leicht ein Stück näher. Längst wissen Sie, dass Sie für Ihr Wohlbefinden und Ihre Vitalität mehr benötigen als nur die reine Nahrungsaufnahme. Ihr Organismus muss täglich 24 Stunden Hochleistung erbringen, nie gönnt er sich eine Pause, die Organe arbeiten rund um die Uhr. Daher sollten wir unseren Körper hegen und pflegen und ihm Aufmerksamkeit schenken.

ENTSÄUERN UND ENTGIFTEN

Wir nehmen über unsere Ernährung nicht immer nur Nährstoffe auf, die der Körper gut und einfach verstoffwechseln kann. Nein, eine Vielzahl der Nahrungsmittel enthalten neben den eigentlichen Nährstoffen auch Stoffe, die die tägliche Verdauungs- und Stoffwechselarbeit erschweren. Unsere verarbeitete Nahrung wird mit allerlei Zusatzstoffen ergänzt, wie Konservierungsstoffen, Süßstoffen, Geschmacksverstärkern und vielen mehr. Der Körper muss diesen Stoffen auf ihrem Weg durch den Organismus erst einmal einen Platz zuteilen, an dem sie am wenigsten stören. Dabei hat er aber leider nicht sehr viel Spielraum. Ein Teil der »fremden« Stoffe wird in den Organen abgelagert. Ein anderer Teil wird über eine verstärkte Säurebildung in das Bindegewebe abgeschoben und dort deponiert.

Es ist ganz normal, dass im Körper durch den Abbau von Eiweiß, Kohlenhydraten und Fetten (den Makronährstoffen) eine gewisse Menge an Säuren entsteht, die der gesunde Körper normalerweise abbauen kann. Das Problem ist jedoch, dass unser Körper nicht für eine übermäßig starke Säureflut ausgelegt ist, die z. B. durch die vielen zusätzlichen Stoffe entsteht. Wir überfordern den Organismus und die Organe mit der Säurelast und unser Organismus übersäuert.

Das Säure-Basen-Gleichgewicht

Der Säure-Basen-Gehalt wird mittels der pH-Wert-Skala angegeben. Die Skala reicht von 0 – 14, wobei unterhalb der 7 der »saure« Bereich liegt und oberhalb davon der »basische«. Der pH-Wert des menschlichen Blutes liegt zwischen 7,35 und 7,45. Damit unser Organismus optimal funktionieren kann, muss dieser Wert konstant gehalten werden. Neben Stress, Ärger und Bewegungsmangel ist die Ernährung ein wichtiger Einflussfaktor auf das Säure-Basen-Gleichgewicht in unserem Körper. Wenig Obst und Gemüse, viel Zucker, Weißmehlprodukte, Kaffee und andere Genussmittel (wie Nikotin und Alkohol) sowie die regelmäßige Einnahme von Medikamenten können dazu beitragen, dass es zu einem Säureüberschuss im Gewebe kommt. Schwankungen und Abweichungen des pH-Wertes, sowohl in die eine als auch die andere Richtung, stören den Transport von Nährstoffen und Sauerstoff. Enzyme und Hormone können dadurch blockiert werden, die Durchlässigkeit der Zellmembrane wird beeinträchtigt. Weiterhin können Reizweiterleitung im Nervensystem und die Erregbarkeit der Muskelzellen davon betroffen sein.

Ausscheidung der Säuren

Das Nährstoffspektrum von natürlichen, wenig verarbeiteten Lebensmitteln ist weitgehend so ausgelegt, dass das Lebensmittel auch die Nährstoffe enthält, die notwendig sind, um die Makronährstoffe zu verstoffwechseln. Das bedeutet, dass Säuren, die während des Stoffwechselprozesses gebildet werden, von den gleichzeitig verzehrten und in diesen Lebensmitteln enthaltenen Vitaminen und Mineralstoffen (Mikronährstoffe) abgefangen und in Salze umgebaut werden können. Diese Salze können von den Nieren, d. h. über die Blase, oder über die Haut leichter ausgeschieden werden. Dadurch wird der Körper entlastet. Wichtig dabei ist, auf eine ausreichende Trinkmenge zu achten, um die Ausscheidung der Salze zu unterstützen. Geeignet sind besonders Wasser und Kräutertees.
Der Körper kann also die Säuren neutralisieren und somit unschädlich machen, vorausgesetzt, es werden ausreichend basische Mineralien, wie z.B. Kalzium, Magnesium, Kalium oder Zink, gleichzeitig über die Nahrung aufgenommen.

Blattgrün hat es in sich

Vor allem pflanzliche Lebensmittel sind reich an basischen Mineralien. Die Verteilung der Nährstoffe innerhalb der Pflanze bzw. Wurzeln ist dabei sehr unterschiedlich. Während beispielsweise die Rote-Bete-Knolle nur 16 Milligramm Kalzium liefert, ist in ihren Blättern der Gehalt rund siebenmal so hoch. Bei Vitamin A ist der Unterschied noch deutlicher. Die Blätter der Roten Bete enthalten 192-mal mehr Vitamin A als die Knolle. Ähnlich verhält es sich mit Steckrüben, deren Blattgrün 2.500-mal mehr Vitamin K enthält als die Knolle selbst.

NÄHRSTOFFVERGLEICH VON WURZELN UND BLATTGRÜN

Nährstoffe pro 100 g	Rote Bete		Karotte	
	Knolle	Blattgrün	Karotte	Blattgrün
Kalzium	16 mg	117 mg	30 mg	190 mg
Magnesium	23 mg	70 mg	11 mg	31 mg
Kalium	325 mg	762 mg	191 mg	296 mg
Zink	0,35 mg	0,38 mg	0,27 mg	0,19 mg
Eisen	0,80 mg	2,57 mg	0,30 mg	1,10 mg
Selen	0,70 mg	0,90 mg	0,70 mg	1,20 mg

Eigene Reserven werden abgebaut

Was passiert, wenn basische Mineralien in der Nahrung und im Körper fehlen? Der Körper ist ein Wunderwerk der Natur und versucht dann mit allen Mitteln, seine Körperfunktionen dennoch aufrecht-zuerhalten. So versorgt er sich im Notfall, wenn wir uns unzureichend ernähren, mit seinen eigenen Basen- bzw. Mineralstoffdepots. Und die sind z.B. in Knochen, Haut, Haaren und Fingernägeln zu finden.

Wenn die Säurelast zu groß ist

Die anfallenden Mengen an neutralisierten Säuren konnen nicht in der gleichen Geschwindigkeit, wie sie entstehen, auch ausgeschieden werden. Daher wird nun das Binde- und Fettgewebe als Zwischenla-ger bemüht, um die Säuren dann zu einem späteren Zeitpunkt, wenn die aktuelle Säurelast geringer ist, wieder auszuscheiden. Aber durch unsere ständige Fehl- und Mangelernährung und einen aufreibenden Lebensstil ergeben sich kaum Phasen, in denen die Säureflut nachlässt. Auch das Binde- und Fettge-webe kann nicht grenzenlos einlagern. Dies führt unweigerlich dazu, dass Muskeln und Gefäße als zusätzliche Lagerstätten angemietet werden.

Folgen des übersäuerten Stoffwechsels

Die Auswirkungen einer ständigen Säureflut auf den Organismus zeigen sich innerhalb kürzester Zeit. Nicht nur das Wohlbefinden leidet, man fühlt sich permanent müde, schlapp und ausgebrannt. Auch körperliche Symptome werden spürbar, wie z.B. ein aufgeblähter Bauch, Verdauungsbeschwerden, spröde Haare, Akne, ein fahler Teint und brüchige Fingernägel können sich einstellen. Auch viele Zivilisationskrankheiten, wie z.B. Übergewicht, Verdauungsstörungen, Diabetes, Bluthochdruck, er-höhte Blutfettwerte oder Osteoporose, können ihren Ursprung in einer ständigen Säureflut haben, die der Organismus auf Dauer nicht mehr bewältigen kann.

Ein übersäuerter Organismus nimmt nicht ab

Viele Menschen verzweifeln geradezu, wenn sie trotz strenger Diät kaum oder gar kein Gewicht verlieren. Trotz Sport, Kalorienzählen und Verzicht auf Süßes wollen die Kilos nicht weichen. Andere wiederum nehmen plötzlich an Gewicht zu, obwohl sie nichts anderes essen als bisher. Ein Grund dafür kann die Übersäuerung des Körpergewebes sein. Denn durch die Ansammlung von Säuren wird der Abbau von Fett und Kohlenhydraten blockiert. Die Folge: Es werden Fettpolster angelegt. Diese Fettpolster, die sich verstärkt um den Bauch sammeln, die sogenannten »Rettungsringe«, stellen nicht nur optisch ein Problem dar, sondern bergen auch ein gesundheitliches Risiko.

Das Fettgewebe bildet unerwünschte Stoffe

Längst weiß man, dass das Bauchfett nicht allein als Energiereserve oder Schutzpolster für die inneren Organe dient. Es ist vielmehr so, dass es sehr stoffwechselaktiv ist und eine Reihe von Hormonen und Botenstoffen produziert, die sich auf verschiedene Bereiche des Körpers negativ auswirken.
Die bekanntesten Hormone, die von Fettzellen produziert werden, sind Leptin und Adiponektin. Sie regulieren das Hungergefühl und damit die Nahrungsaufnahme. Je mehr Fettzellen sich bilden, desto stärker läuft die Leptinproduktion und desto weniger Adiponektin wird von den Zellen zur Verfügung gestellt.

Ein schlanker Bauch sieht gut aus und ist auch gesund. Besonders im Bauchfett werden Hormone gebildet.

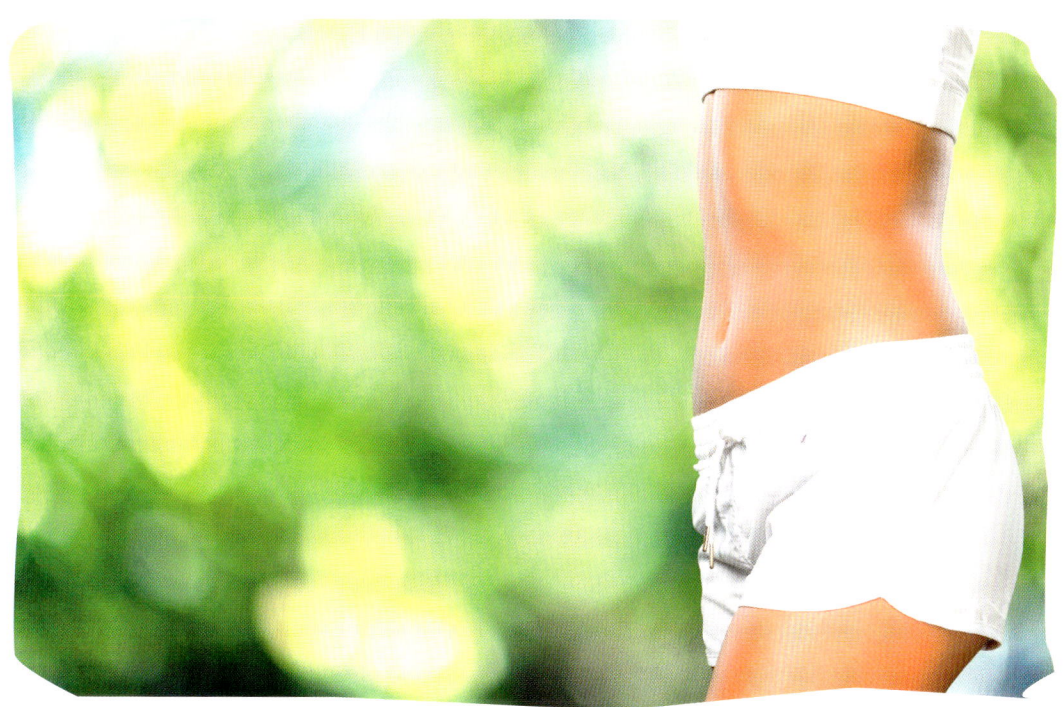

LEPTIN vermittelt dem Körper das Gefühl, satt zu sein, wenn es in ausreichender Menge vorhanden ist. Paradox ist jedoch, dass Übergewichtige einen sehr hohen Leptinspiegel aufweisen und dennoch immer das Gefühl haben, hungrig zu sein. Man vermutet, dies liegt daran, dass der Körper aufgrund des ständigen Überangebots von Leptin im Blut im Laufe der Zeit resistent auf Leptin wird und das Leptin seine Wirkung verliert. Dadurch verpufft die appetithemmende Wirkung und Übergewichtige essen ungebremst weiter. Dementsprechend wächst auch der Bauchumfang weiter.

ADIPONEKTIN sorgt zusammen mit Insulin dafür, dass Zucker in die Zellen transportiert und dort unter Bildung von Energie verbrannt werden kann. Bei erhöhtem Leptinspiegel wird jedoch die Adiponektinproduktion in den Zellen gesenkt, d. h. es kommt immer weniger Zucker in den Zellen an, die Zellen »hungern«. Der Körper versucht, das zu kompensieren, und produziert immer mehr Insulin und senkt damit die Sensibilität der Zellen für Insulin. Die »Insulinwirkung« nimmt also ab. Ein auf Dauer niedriger Adiponektin-Spiegel trägt auf diese Weise im Laufe der Zeit zu einer sogenannten Insulinresistenz der Zellen bei.

Eine Entlastung ist angesagt

Daher ist es von Zeit zu Zeit angebracht, seinen Körper bzw. seine Organe auf »Kur« zu schicken, damit sie sich erholen können. Auch ein möglicherweise aufgetretener Stau an Säuren kann durch eine »Pause« wieder leichter aufgelöst werden.

Smoothies und Säfte entsäuern den Organismus

Smoothies und Säfte sind für solch eine Kur optimal geeignet. Die in Obst und Gemüse enthaltenen Mineralstoffe tragen aus vielen Gründen positiv zu unserer Gesundheit bei. U. a. weil sie basisch wirken und somit in der Lage sind, die Säuren, die im Organismus während der Verdauungs- bzw. Stoffwechselprozesse entstehen, zu neutralisieren.

Ein hoher Obst- und Gemüsekonsum trägt so zur

NAHRUNGSMITTEL ODER LEBENSMITTEL?

NAHRUNGSMITTEL Nahrungsmittel sind Lebensmittel, die stark verarbeitet sind und denen eine Vielzahl von Zusatzstoffen zugesetzt wurden. Nahrungsmittel sind »tote« Lebensmittel mit einem langen Mindesthaltbarkeitsdatum. Dazu zählen beispielsweise Fertigprodukte (z. B. Tiefkühlpizza), Desserts, raffinierter Zucker, raffinierte Öle oder Margarine.

LEBENSMITTEL Bei einem Lebensmittel, es sagt schon der Name, handelt es sich um ein Produkt, das »lebt«, d. h. es enthält natürliche Makro- und Mikronährstoffe (also Kohlenhydrate, Eiweiß, Fette, Vitamine und Mineralien) sowie Enzyme. Es ist nur geringfügig verarbeitet und hat keine unendliche Haltbarkeit. Es sind Lebensmittel, wie die Natur sie produziert, z. B. Gemüse, Salat, Obst, Kräuter, kaltgepresste Öle oder Honig.

Entsäuerung des Körpers bei. Haben Sie auch keine Angst vor vermeintlich sauren Früchten, wie z.B. Zitronen. Auch Zitrusfrüchte wirken im Organismus basisch und können einem Säureüberschuss entgegenwirken.

Des Weiteren sind pflanzliche Lebensmittel reich an faserhaltigen Ballaststoffen jeglicher Art. Diese wirken sich nicht nur positiv auf die Verdauung aus, sondern sie sind zum Teil auch in der Lage, Giftstoffe wie Pestizide oder Schwermetalle an sich zu binden. Somit kann verhindert werden, dass sich diese Giftstoffe im Körper ablagern bzw. vom Körper aufgenommen werden.

Da Sie während der 10-Tage-Smoothie-Diät auf zusätzliche Giftstoffe wie Nikotin und Alkohol verzichten, kann sich der Körper voll und ganz darauf konzentrieren, die Giftstoffe, die sich in der Vergangenheit angesammelt haben, auszuscheiden.

ENTLASTUNG FÜR DIE VERDAUUNG

Wir essen täglich viele verschiedene Lebensmittel, und das ist gut so. Die Abwechslung ist notwendig, damit der Körper alle Nährstoffe bekommt, die er braucht. Damit diese Nährstoffe jedoch in die Blutbahn und zu den einzelnen Organen gelangen können, müssen die Lebensmittel und ihre Inhaltsstoffe eine Marathonstrecke zurücklegen. Sie werden dabei so zerlegt und aufgeschlossen, dass sie vom Darm resorbiert werden, in die Blutbahn gelangen und für körpereigene Prozesse zur Verfügung stehen können. Unser Verdauungssystem wird gerne mit einer chemischen Raffinerie verglichen. Sie stellt ihre eigenen Brennstoffe her und erzeugt aus den zur Verfügung stehenden Rohstoffen Energie. In dieser Raffinerie wird eine Vielfalt an Nahrungsmitteln, Getränken, Genussmitteln, Medikamenten und Umweltgiften verarbeitet.

Mit der Smoothie-Diät bringen Sie Ihre innere Raffinerie wieder auf Vordermann. Zunächst reinigen Sie sie, anschließend entlasten Sie die Raffinerie, indem Sie sich gesünder ernähren und ihr ausschließlich beste Rohstoffe zur Verfügung stellen.

So funktioniert die Verdauung

Der Hauptanteil unserer Lebensmittel besteht entweder aus wasserunlöslichen Stoffen, wie z.B. den Fetten, oder aus komplexen und zusammengesetzten Stoffen, wie z.B. Eiweiß und Kohlenhydrate, insbesondere die Stärke.

Die Aufgabe des Verdauungssystems ist es, die Nahrung in die kleinsten Bausteine der Fette, in Aminosäuren und in Zucker aufzuspalten, die dann von den Darmzotten absorbiert und vom Körper weiterverarbeitet werden.

Für diesen Verdauungsprozess bedarf es zahlreicher Enzyme, die vom Körper in den unterschiedlichsten Drüsen produziert werden. Nach der ersten Zerkleinerung im Mund, wo bereits die Kohlenhydrate (Stärke) mit Hilfe des Enzyms Amylase die Verdauung in Bewegung setzen, landet die Nahrung im Magen. Dort wird mit Hilfe von Pepsin und Salzsäure das Eiweiß der Nahrung aufgespalten. Anschließend wird der Speisebrei über den Zwölffingerdarm weiter in den Dünndarm transportiert. Dabei wird auch das Nahrungsfett »zerlegt« und es entstehen mit Hilfe einer Reihe von Salzen und Enzymen kleinste Moleküle, die die Darmwand passieren.

17

Jede Zelle muss versorgt sein

Sobald die Nährstoffe in die Blutbahn gelangt sind, müssen sie an die richtige Stelle navigiert und zu den Zellen transportiert werden. Das Blut übernimmt die Transporttätigkeit für die Nährstoffe und den Sauerstoff. Im Austausch werden dann die Stoffwechselendprodukte, die in der Zelle während des Stoffwechsels entstehen und nicht mehr benötigt werden, aufgenommen. Welche Zellen welche Nährstoffe benötigen, wird über ein komplexes Informationsnetzwerk, an dem unterschiedliche Systeme beteiligt sind, koordiniert.

Die Kommandozentrale

Die **Leber** ist sozusagen das Gehirn des Stoffwechsels, denn sie steuert die Verteilung von Nährstoffen. Gleichzeitig übernimmt die Leber auch Speicher- und Abgabefunktionen. Die aufgenommenen Nährstoffe werden für die Energiegewinnung benötigt, damit die Betriebstemperatur des Organismus aufrechterhalten wird, die Atmung funktioniert, das Herz schlägt und die Verdauung arbeiten kann. Zudem dienen die aufgenommenen Nährstoffe auch als Bausteine für die Zellen. Dafür müssen die Nährstoffe in die Zellen gelangen, in denen sie verstoffwechselt werden, d. h., sie werden dort abgebaut, aufgebaut und in neue Produkte umgebaut. Diese Stoffwechselvorgänge laufen in der Regel nicht spontan ab, sie wären auch viel zu langsam, sondern werden durch Enzyme und Hormone gesteuert. Als Katalysatoren, oder auch gern als Co-Enzyme bezeichnet, treten die Vitamine in Erscheinung, die ebenfalls über die Blutbahn zu den Zellen transportiert werden. Sie sind Bestandteil von Co-Enzymen, wie z. B. Q10, L-Carnitin oder NADH, oder sind an deren Aufbau beteiligt.

Ähnlich verhält es sich mit den Spurenelementen, die im Körper zwar nur in minimaler Konzentration vorkommen, aber für bestimmte Stoffwechselvorgänge unentbehrlich sind. Wichtige Spurenelemente sind Eisen (Bestandteil des roten Blutfarbstoffs), Jod (Bestandteil der Schiddrüsenhormone), Kupfer, Mangan, Zink, Selen (Oxidationsschutz), Chrom und Fluor (Knochen- und Zahnbildung).

Bei der Verdauung von Eiweißen entstehen Aminosäuren. Auch sie gelangen über das Blut in die Zellen und werden dort zum Aufbau von Hormonen, Enzymen und Erbsubstanz benötigt.

In den **Mitochondrien**, den Kraftwerken der Zelle, werden die kleinsten Bausteine der Kohlenhydrate, die Glukose, und die der Fette, die Fettsäuren, verbrannt. Sowohl Glukose als auch Fettsäuren dienen der Energiegewinnung.

Steht jedoch ausreichend Energie zur Verfügung und wird keine neue Energie benötigt, wird die Glukose in der Leber und der Muskulatur zu neuen Stärkemolekülen zusammengesetzt und gespeichert. Die Fettsäuren, die nicht allein für die Energiegewinnung benötigt werden, werden zur Bildung von Hormonen und Botenstoffen herangezogen. Was der Körper nicht braucht, speichern die Fettzellen für »Notzeiten« im Körper.

Gut gekaut ist halb verdaut

Wir könnten unserem Verdauungssystem eine Menge Arbeit abnehmen, wenn wir gründlich kauen würden. Manche Experten schlagen vor, jeden Bissen 20-mal zu kauen, andere empfehlen sogar 50 Kaubewegungen, bevor der Bissen geschluckt wird. Doch die Realität sieht anders aus. In unserem hektischen Alltag bleibt oft nur wenig Zeit zum Essen. Die meis-

DIE BEDEUTUNG DER CO-ENZYME

CO-ENZYM Q10 wird von jeder Zelle unseres Körpers benötigt. Q10 findet man in den Mitochondrien, den Kraftwerken der Zelle. Dort unterstützt es die Kohlenhydrat- und Fettverbrennung. Gleichzeitig schützt es die Zellmembranen der Mitochondrien vor freien Radikalen, die beim Verbrennungsprozess entstehen. Der Organismus ist in der Lage, Q10 selbst zu synthetisieren, sofern ihm die richtigen Bausteine aus der Nahrung zur Verfügung stehen. Zur Q10-Synthese wird benötigt: Eiweiß und Vitamine B3, B5, B6, B9 und B12.

L-CARNITIN findet man im Körper überall dort, wo viel Energie benötigt wird. Das Co-Enzym unterstützt die Fettverbrennung. Dafür muss der Insulinspiegel niedrig sein, und wir müssen uns ausreichend bewegen. L-Carnitin findet man in größeren Mengen in tierischen Nahrungsmitteln. Der Körper kann es auch selbst produzieren. Hierzu benötigt er: die Aminosäuren Methionin und Lysin sowie Vitamin C, die B-Vitamine B3, B6, B9, B12 und Eisen. Wichtige Eisenlieferanten sind tierische Produkte wie z.B. Fleisch, Fisch, Milch und Milchprodukte. Reich an Eisen sind auch pflanzliche Lebensmittel, wie z.B. Brennnessel, Fenchel, Feldsalat, Rukola, Hirse, Amaranth, Kürbis- und Sonnenblumenkerne.

NADH (Nicotinamidadenindinukleotid) ist für jede einzelne Zelle lebenswichtig. Dies zeigt sich schon allein daran, dass es in jeder menschlichen, tierischen und pflanzlichen Zelle vorkommt. NADH ist das wichtigste aller Co-Enzyme und wird deshalb auch Co-Enzym 1 genannt. Jedes einzelne Kraftwerk in jeder Zelle produziert dieselbe Form von Energie, nämlich die sogenannten ATP-Moleküle. Es ist dieser Prozess, der dafür verantwortlich ist, dass unser Körper den Sauerstoff aus der Atemluft verwerten kann. Zum Zeitpunkt der Geburt sind wir mit einer ausreichenden Menge NADH versorgt. Später müssen wir den Bedarf an NADH über die Nahrung decken oder der Organismus muss ihn mit Hilfe einiger B-Vitamine, spezieller Kohlenhydrate und der Aminosäuren Tryptophan und Glutamin selbst herstellen. Reich an Tryptophan sind Nüsse (Cashewkerne), Sonnenblumenkerne, Hirse, Hafer, Hanf- und Chiasamen sowie Bananen und Datteln. Glutaminreich sind neben tierischen Produkten insbesondere Walnüsse, Sojabohnen, Weizen, Hanf- und Chiasamen.

VITAMIN-B-REICHE LEBENSMITTEL

VITAMIN B3 Vollkorn, Nüsse, Hülsenfrüchte, Hanfsamen, Chiasamen, Kartoffeln, Fleisch

VITAMIN B5 Gemüse, Vollkorn, Wildreis, Obst, Fleisch, Leber

VITAMIN B6 Vollkornprodukte, Hülsenfrüchte, Keimlinge, Hanfsamen, Hefe, Fisch, Fleisch

VITAMIN B9 Grünes Gemüse, Hülsenfrüchte, Rote Bete, Hefe, Innereien

VITAMIN B12 Tierische Produkte, z.B. Fleisch, Fisch, Eier, Leber oder milchsauer Vergorenes.

VITAMIN B12 kann als einziges B-Vitamin von der Leber gespeichert werden.

ten Mahlzeiten werden auf die Schnelle heruntergeschlungen – langsames Kauen Fehlanzeige. Smoothies und Säfte haben den Vorteil, dass uns der Mixer bzw. Entsafter die Arbeit abnimmt und die Nahrungsmittel für uns zerkleinert. Ein paar Kaubewegungen am Anfang der Smoothie- bzw. Saftmahlzeit sollte man sich trotzdem angewöhnen, da sie den Speichelfluss stimulieren und damit helfen, die Verdauung in Gang zu bekommen.

Die Hilfsmittel der Nahrungsmittelindustrie

Unser Körper ist nicht dafür ausgelegt, künstliche Zusatzstoffe, Schadstoffe, Weichmacher und Ähnliches zu verarbeiten. Doch mit der heutigen Ernährung ist es kaum noch möglich, diesen Stoffen zu entkommen. Die Lebensmittelindustrie steckt viel Geld in die Forschung und Produktentwicklung, um der Menschheit bei der schwierigen Aufgabe der Ernährung hilfreich zur Seite zu stehen. Die Absicht ist sicherlich gut. Aber sie schießen manches Mal weit über das Ziel hinaus, weil der Blick für das Wesentliche verloren gegangen ist.

Durch den immerwährenden Konkurrenzkampf, die Nahrungsmittel immer noch fettärmer und kohlenhydratärmer zu produzieren, entstehen neue Produkte, die schon langsam, aber sicher futuristischen Charakter annehmen und die Bezeichnung Nahrungsmittel, geschweige denn Lebensmittel, eigentlich gar nicht mehr tragen dürften. Auch Verfahrenstechnologien wie Gentechnik und Nanotechnologie sind in diesem Zusammenhang keine Fremdworte mehr.

NANOTECHNOLOGIE BEI LEBENSMITTELN

Als Nanopartikel bezeichnet man Teilchen, die noch kleiner sind als feinste Staubpartikel. Ein Nanometer ist der millionste Teil eines Millimeters und mit dem bloßen Auge nicht erkennbar. Aufgrund ihrer geringen Größe können Nanopartikel alle Barrieren leicht und gezielt überwinden und so auch in alle Zellen unseres Körpers gelangen.

Nanopartikel werden Lebensmitteln zugesetzt, um Geschmack, Farbe oder Konsistenz zu verändern, aber auch, um Nahrungsmittel gezielt mit künstlichen Vitaminen und Mineralstoffen anreichern zu können.

So werden z.B. in den USA Schokoladenriegel mit Nanopartikeln versetzt bzw. mit einer hauchdünnen Titanoxidschicht überzogen, damit die Schokolade bei Wärme nicht mehr schmilzt und unansehnlich wird.

Die Fließfähigkeit von Tomaten-Ketchup wird mit Hilfe der Nanotechnologie verbessert. Backofen-Pommes-Frites werden mit 30 Prozent weniger Fett produziert, indem die Kartoffel-Sticks mit einer Silicium- oder Titanoxidschicht überzogen werden. Dadurch nehmen sie während des Frittiervorgangs weniger Fett auf.

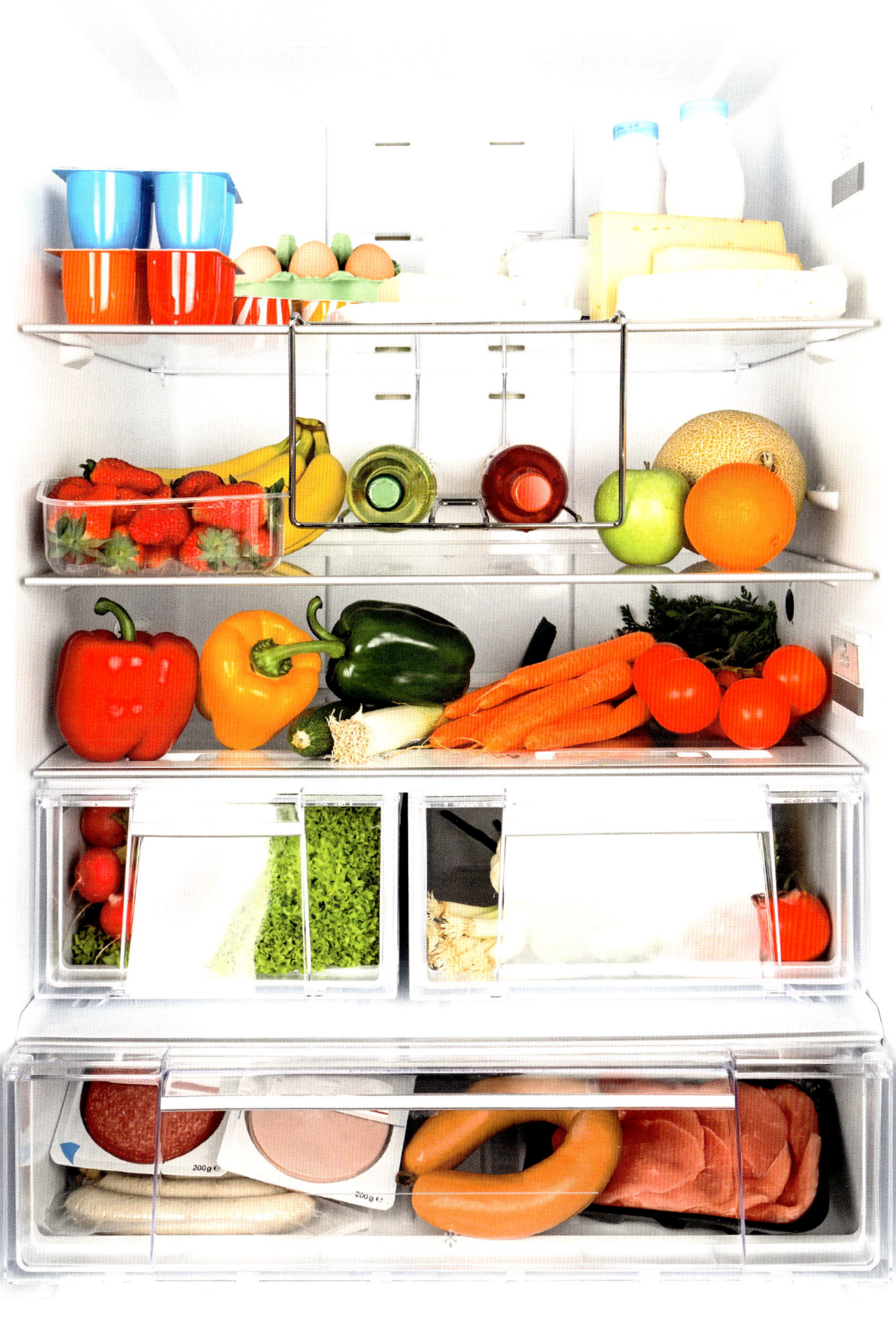

Viele zugesetzte Stoffe kann unser Körper nicht verstoffwechseln

Die Regale der Supermärkte, Reformhäuser und Bioläden sind bis an den Rand mit Nahrungsmitteln gefüllt, die uns versprechen, unseren Körper wieder in Form zu bringen. Leider versprechen sie mehr, als sie halten können. Denn neben scheinbar hochwertigen Nährstoffen findet man eine Vielzahl an Zusatzstoffen, die vom Organismus gar nicht verstoffwechselt werden können und unglücklicherweise im Körper gespeichert werden.

Nicht alle Stoffe, die wir mit der Nahrung aufnehmen, sind für unseren Organismus ideal. Schadstoffe bilden einen Teil der ungesunden Verbindungen, beim überwiegenden Teil jedoch handelt es sich um künstliche Zusatzstoffe, die den Lebensmitteln während der Verarbeitung zugesetzt werden, damit diese möglichst lange haltbar sind, schön aussehen und gut riechen. Die Lebensmittel müssen zum Mitnehmen geeignet sein und ideale Begleiter für »to go« sein – also allzeit griffbereit. Unsere moderne Ernährung und Lebensweise lässt uns immer häufiger zu Fertiggerichten, Fast Food und Co. greifen.

Die Zubereitungsart bestimmt den Nährstoffgehalt

Auch die Zubereitungsmethoden tragen dazu bei, dass ursprüngliche, natürliche Lebensmittel zum »Gift« für den Körper werden können. Garen in der Mikrowelle, Räuchern, starkes Braten oder Frittieren gehören zu den Zubereitungsarten, die die Speisen nicht nur garen, sondern im weitesten Sinne sogar »totkochen«. Große Mengen an Vitalstoffen, Vitaminen, Mineralstoffen und sekundären Pflanzenstoffen gehen durch diese Garprozesse verloren.

Das Garen in der Mikrowelle vernichtet beispielsweise 97 % der Antioxidanzien. Das konnte eindeutig im Vergleich mit verschiedenen anderen Garmethoden nachgewiesen werden. Beim Kochen in Wasser büßte Brokkoli 66 % der Flavonoide ein. Im Vergleich dazu konnte beim Dampfgaren ein Verlust von ca. 47 % festgestellt werden. Dünsten war die schonendste Zubereitungsart mit nur minimalen Verlusten (Vallejo et al., Volume 83, Number 14, Nov. 2003). Braten bei hohen Temperaturen, Frittieren oder Grillen sind Methoden, bei denen man in Studien häufiger den krebserregenden Stoff Acrylamid nachweisen konnte. Acrylamid entsteht während des Bräunungsprozesses bei sehr hohen Temperaturen in Verbindung mit Eiweiß- und Zuckerbausteinen. Besonders betroffen sind vor allem Getreide- und Kartoffelprodukte, z.B. Knabberartikel auf Kartoffelbasis wie z.B. Chips, Kekse, Pommes Frites oder auch Lebensmittel, die bereits vorfrittiert sind, wie z.B. Fischstäbchen oder andere panierte Produkte aus der Tiefkühltruhe.

TIPP Vermeiden Sie beim Backen und Frittieren extrem hohe Temperaturen (Frittieren < 175 °C, Backen < 200 °C, Backen Umluft < 180 °C).

Fett- und Bindegewebe dienen als Deponie

Nicht alle »unbrauchbaren« Stoffe werden vom Körper ausgeschieden. Viele sind in ihrer Struktur und ihren Eigenschaften so gebaut, dass sie die Darmwand durchdringen können und somit unerfreulicherweise direkt in die Blutbahn gelangen. Einmal dort angelangt, werden diese fremden Stoffe im Körper gespeichert, vor allem im Fett- oder Bindegewebe. Das ist eine zusätzliche Belastung für den Organismus. Denn auch während des Stoffwechselprozesses entstehen Zwischenprodukte, z. B. Säuren, die aufgrund fehlender Vitalstoffe, bestehender Krankheiten oder eines geschwächten Immunsystems nicht weiter auf-, um- oder abgebaut werden können. Die Folge: Auch sie werden im Organismus deponiert.

Cellulite als Folge einer Übersäuerung

Das Bindegewebe ist die sogenannte Grundsubstanz zwischen Blutgefäßen, Nervenendungen und Zellen. Es wird bevorzugt als Deponie missbraucht. Alle Nährstoffe, Rest- und Abfallstoffe, also auch die Säuren, passieren das Bindegewebe, denn im Bindegewebe findet einer der wichtigsten, grundlegendsten Stoffwechselprozesse statt: die Ernährung der Zellen. Wenn nun Säuren in diesem Bereich gelagert werden, ist das für die Nährstoffzufuhr der Zellen und für die Entsorgung der Stoffwechselendprodukte fatal. Ver- und Entsorgung funktionieren nicht mehr richtig. Zusätzlich verringert sich das Wasserbindungsvermögen des Bindegewebes. Gleichzeitig verändert sich die Elastizität und Flexibilität der Bindegewebsstruktur. Die zunehmend verhärteten Strukturen

Cellulite in Form von »Orangenhaut« ist häufig die Folge einer Übersäuerung.

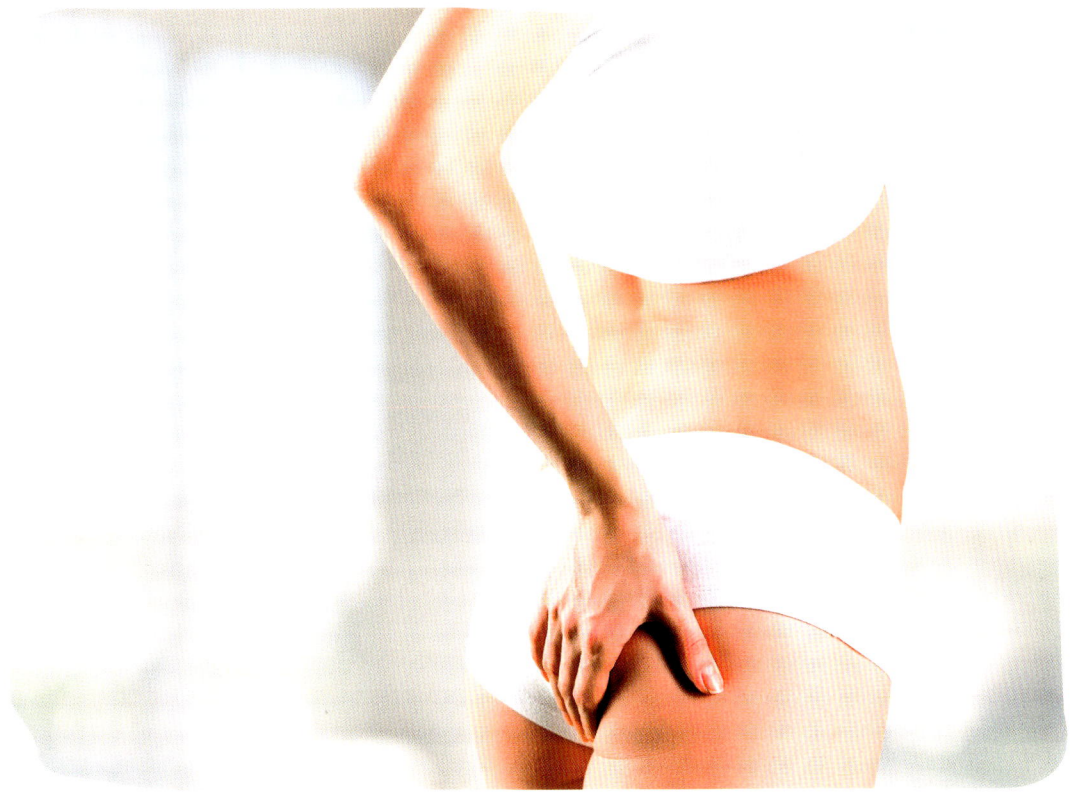

im schwachen Bindegewebe zeigen sich an den Problemzonen vornehmlich in Form der sogenannten »Orangenhaut«. Auch wenn Cellulite anfangs nur ein kosmetisches Problem darstellt, sollte sie nicht unterschätzt werden. Sie kann ein erstes Warnsignal dafür sein, dass der Stoffwechsel und insbesondere der Säure-Basen-Haushalt überlastet sind.

Übersäuerung kann krank machen

Der durch eine Übersäuerung gestörte Stoffwechsel und die beeinträchtigte Funktion des Bindegewebes werden auch als Risikofaktor für die Entstehung von rheumatischen Erkrankungen und Gicht verantwortlich gemacht. Aber auch Übergewicht und eine damit verbundene erschwerte Gewichtsreduktion hängen sehr stark mit dem Säure-Basen-Gleichgewicht zusammen.

Dieser kurz beschriebene Prozess läuft tagtäglich, 24 Stunden am Tag, 365 Tage im Jahr, Jahr für Jahr ab. Unser Organismus arbeitet ununterbrochen. Auch wenn keine Nahrung mehr aufgenommen wird, ist er im Einsatz und sorgt dafür, dass das Wunderwerk Mensch, die chemische Fabrik, alle Aufgaben bewerkstelligt.

Wir haben nur den einen Körper

Es gilt, unserem Körper mehr Aufmerksamkeit zu widmen, d.h. auch ihn mehr zu pflegen, ihm Auszeiten zu ermöglichen und vor allem den stark überlasteten Organen Ruhephasen zu gönnen. So wie wir in regelmäßigen Abständen in Urlaub oder zur Kur fahren, sollten wir auch unsere Organe hin und wieder auf »Kur« schicken. Zumal die Organe nicht nur wertvolle Nährstoffe aus der Nahrung verstoffwechseln, sondern täglich auch mit einer Reihe von Fremdstoffen überflutet werden.

Gönnen Sie sich und Ihrem Körper jetzt eine Pause von künstlichen Zusatzstoffen. Entscheiden Sie sich für frische Lebensmittel, die Sie in den nächsten 10 Tagen für Ihre Säfte, Smoothies und kohlenhydratarmen Mahlzeiten verwenden.

ENERGIE TANKEN

Dass wir unsere Verdauungsorgane entlasten, tut nicht nur der Verdauung gut, sondern unserem gesamten Körper. Die Verdauung ist eine wichtige Aufgabe und braucht (je nachdem, wie schwer verdaulich unser Essen ist) einen großen Teil unserer Energiereserven. Das haben Sie sicherlich hin und wieder schon selbst erlebt, wenn Sie sich nach einem ausgedehnten Mahl nur noch auf die Couch begeben und die Füße hochlegen wollten.

Doch damit ist nun Schluss. Die leichte Verdaulichkeit von Smoothies führt dazu, dass unser Körper weniger Arbeit und somit mehr Energie für andere Bereiche des Lebens übrig hat. Die Müdigkeit nach dem Essen verschwindet und man fühlt sich insgesamt viel fitter und vitaler.

Nicht nur durch die geringere Verdauungsarbeit werden Sie mehr Energie spüren, auch die Inhaltsstoffe Ihrer Smoothies und Säfte werden Ihnen einen Energie-Kick liefern. Der ein oder andere wird nun die Augenbrauen nach oben ziehen und sich fragen, wie kann das sein? Obst und Gemüse liefern doch kaum Fette und Kohlenhydrate, welches die klassischen Energielieferanten sind. Das ist richtig! Der Nährstoffreichtum von Obst und Gemüse liegt in ihrem Vitalstoffanteil. Vitamine, Mineralstoffe,

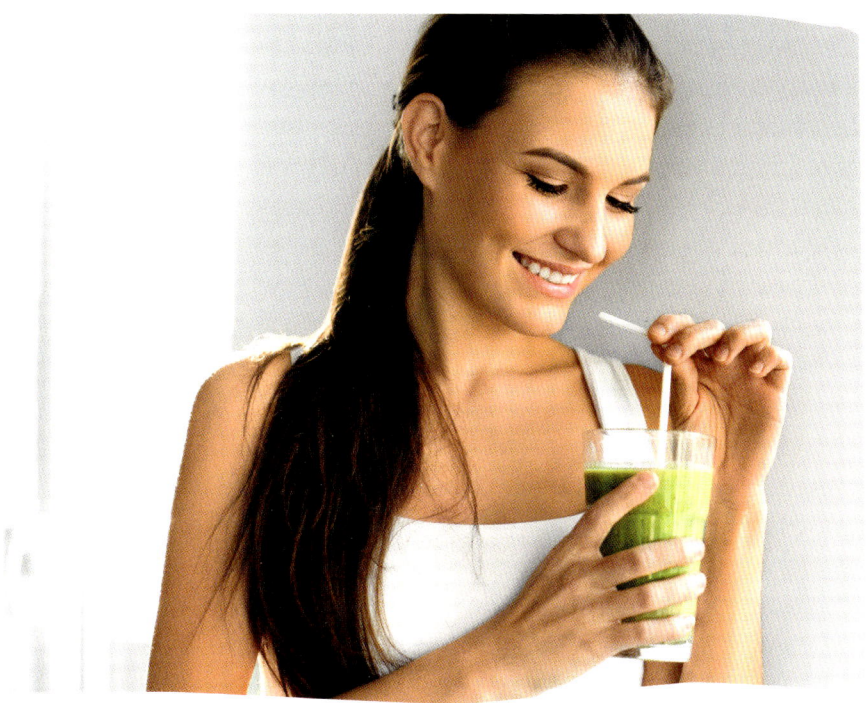

Smoothies sorgen für mehr Energie und Vitalität und liefern Ballaststoffe, Vitamine und Mineralien pur.

sekundäre Pflanzenstoffe und Enzyme geben hier den Ton an und tragen zur besseren Verbrennung der Makronährstoffe Kohlenhydrate, Eiweiße und Fette bei, unterstützen die Zellerneuerung und stärken das Immunsystem. Unsere Batterien werden wieder aufgetankt! Kein Wunder also, dass wir uns fitter fühlen, wenn die Vitamin- und Mineralstoffreserven wieder aufgefüllt sind.

Langfristige Energie

Smoothies sorgen aber nicht nur langfristig für mehr Energie, sondern liefern sie uns auch, wenn wir sie akut benötigen. Damit wir konzentriert arbeiten können und leistungsfähig sind, benötigt unser Gehirn Zucker. Diesen können wir ihm durch die in Smoothies und Säften enthaltenen Früchte liefern. Obst

enthält aber nicht nur natürlichen Zucker, sondern auch viele Ballaststoffe. Der Vorteil an ballaststoffhaltigen Lebensmitteln ist, dass sie langsam verdaut werden und somit dafür sorgen, dass der Blutzuckerspiegel nur langsam ansteigt und wieder absinkt. Schokoriegel oder Weißmehlprodukte liefern zwar auch Energie, doch der schnelle An- und Abstieg des Blutzuckerspiegels sorgt dafür, dass wir nach dem Verzehr wieder in ein »Loch« fallen, in dem wir uns schlapp und energielos fühlen.

Vom Auf und Ab des Blutzuckerspiegels

Kohlenhydrate sind Nährstoffe, die unserem Körper Energie liefern, damit wir über den Tag hinweg

25

leistungsfähig sind und bleiben. Allerdings sind Kohlenhydrate nicht gleich Kohlenhydrate. Man unterscheidet zwischen langkettigen und kurzkettigen Kohlenhydraten. Zucker, Süßigkeiten, Weißmehlprodukte, Obst und Softdrinks enthalten überwiegend **kurzkettige Kohlenhydrate**. Sie haben die Eigenschaft, dass sie im Körper schnell in die kleinsten Bausteine, die Einfachzucker, gespalten werden können. Sie erscheinen daher in unglaublich schneller Geschwindigkeit im Blut. Der Effekt: Der Blutzuckerspiegel steigt rasch stark an und gleichzeitig wird von der Bauchspeicheldrüse Insulin freigesetzt. Insulin wird benötigt, um Zucker in die Zellen zu schleusen und somit den Blutzuckerspiegel wieder abzusenken.

Ganz anders verhält es sich, wenn wir unseren Organismus mit **langkettigen Kohlenhydraten**, wie Vollkornprodukten, Gemüse, Salat und Hülsenfrüchten, versorgen. Die langkettigen, komplexen Kohlenhydrate brauchen wesentlich länger, um ins Blut zu gelangen, da sie unter größerem Energie- und Zeitaufwand in die einzelnen Bausteine zerlegt werden müssen. Dadurch steigt der Blutzuckerspiegel wesentlich langsamer und gleichmäßiger an. Das hat zur Folge, dass weniger Insulin ausgeschüttet und eine langanhaltende Energieversorgung gewährleistet wird.

Das für Smoothies verwendete Obst und Gemüse enthält zwar auch kurzkettige Kohlenhydrate in Form von Einfachzuckern, wie Glukose oder Fruktose, jedoch ist hier entscheidend, dass der »Zucker« in Obst und Gemüse nicht in isolierter Form vorliegt. Gemüse und Obst enthalten viele Faser- bzw. Ballaststoffe. Da bei der Zubereitung der Smoothies die ganze Frucht und das komplette Gemüse verarbeitet werden,

bleibt der volle Ballaststoffanteil auch noch für den Verzehr erhalten. Die Faserstoffe sorgen dafür, dass der Zucker langsam aufgeschlossen und freigesetzt wird. So bleiben extreme Blutzuckerspitzen aus. Ein weiterer Grund, warum man sich oft energie- und antriebslos fühlt, kann ein aus dem Gleichgewicht geratener Säure-Basen-Haushalt sein. Die schnelle Smoothie-Diät hilft beim Entsäuern unseres Organismus. Falls auch bei Ihnen ein Ungleichgewicht im Säure-Basen-Haushalt herrscht, werden Sie bald merken, wie Vitalität und Wohlgefühl zunehmen, sobald die Säurelast geringer wird. .

ABNEHMEN, OHNE ZU HUNGERN

Die schnelle Smoothie-Diät sorgt für mehr Energie und Vitalität, hilft beim Entgiften und entlastet den Körper. Sie könnte der Anfang für ein neues Ernährungsbewusstsein sein. Ein weiterer Effekt, den Sie bemerken werden, ist, dass sicherlich ein paar Pfunde purzeln werden.

Kein Süßhunger

Ihr Körper entgiftet und entschlackt und lässt los, was er nicht braucht. Außerdem führen Sie in den nächsten 10 Tagen nur wertvolle Nahrungsmittel zu und verzichten auf Pizza, Nudeln und Co. Während der Smoothie-Diät meiden Sie Süßigkeiten, Alkohol und andere Dickmacher.

Auch wenn der Gedanke an den Verzicht auf die Lieblingsschokolade vielleicht im ersten Moment erschreckend wirkt, brauchen Sie sich keine Sorgen zu machen. Denn die meisten Smoothie- und

Safttrinker stellen fest, dass die Lust auf Süßes und Naschereien von ganz alleine abnimmt. Das liegt unter anderem daran, dass man die natürliche Süße von Früchten wieder zu schätzen lernt und das Süßverlangen allein schon wieder durch das Essen von Obst stillen lässt.

Was bedeutet der Süßhunger?

Das Verlangen nach Süßem kann viele Auslöser haben, z.B. Stress, schlechte Laune oder Frust. »Man gönnt sich ja sonst nichts« und »kann mit dem Schokoriegel in der Hand so wunderbar entspannen«. Doch was steckt hinter diesem Phänomen? Durch die Aufnahme von Zucker aus einem Schokoriegel beispielsweise steigt der Blutzuckerspiegel an. Die Folge: Auch Insulin wird verstärkt ausgeschüttet. Insulin ist der Wegbereiter, der es der essenziellen Aminosäure **Tryptophan** ermöglicht, die Blut-Hirn-Schranke ungehindert zu passieren und ins Gehirn zu gelangen. Andere Aminosäuren, die mit der Nahrung aufgenommen werden, stellen eine direkte Konkurrenz zu Tryptophan dar und streben ebenso zur Blut-Hirn-Schranke. Ein erhöhter Insulinspiegel schleust jedoch alle anderen Aminosäuren, mit Ausnahme von Tryptophan, in die Muskelzellen.

Der Glücklichmacher

Doch wofür braucht das Gehirn Tryptophan? Im Gehirn wird Tag für Tag **Serotonin**, das »Wohlfühlhormon«, produziert. Neben Magnesium, Mangan, Zink, Omega-3-Fettsäuren, B-Vitaminen und Vitamin C ist Tryptophan dabei der wichtigste Baustoff für Serotonin.
Die Zutaten unserer Smoothies im hinteren Teil des Buches liefern genau diese Bausteine, die für die

Serotoninbildung notwendig sind. Unsere Smoothies machen also glücklich, könnte man sagen. Tryptophan ist beispielsweise in Bananen, Datteln, Nüssen, Chia- und Hanfsamen enthalten. Omega-3-Fettsäuren findet man reichlich in Chia- und Hanfsamen, Wildkräutern und Nüssen. Auch die Vitamine und Mineralstoffe werden in großen Mengen über Obst und Gemüse abgedeckt. So findet sich Magnesium z.B. in Spinat, Kohlrabi oder Nüssen. Vitamin C und Mangan ist reichlich in Beeren, Ingwer oder Ananas enthalten. Gleichzeitig liefern Obst und Gemüse in unseren Smoothies die entsprechenden Zuckerbausteine für die Produktion von Insulin.

Viel hilft nicht immer viel

Doch leider bedeutet ein hoher Tryptophangehalt im Gehirn nicht, dass auch automatisch viel Serotonin gebildet wird. Denn die Hirnzellen können Tryptophan nicht direkt nutzen, sondern müssen es erst noch umwandeln. Das bedarf einer gewissen Zeit und hängt von der Tageszeit, von Licht, Bewegung und Hormonen ab.
Wenn das Gehirn also nach Süßem schreit, wenn Stress und Anspannung zu viel werden, kann ein gesunder Smoothie durchaus das Bedürfnis genauso gut befriedigen und die guten Grundbausteine liefern, damit wir uns »glücklicher« und wohler fühlen.

Bitter stillt das Süßverlangen

Ein weiterer Vorteil von Smoothies ist, dass sie nicht nur den Süßhunger stillen können. Vielmehr lässt sich mit der richtigen Rezeptur sogar das Süßverlangen insgesamt reduzieren. Wählen Sie einfach vermehrt Zutaten aus, die reich an Bitterstoffen sind.

Bitterstoffe können die Lust auf Süßes neutralisieren. Reichlich enthalten sind sie z. B. in Rukola, Radicchio, Chicorée, Kapuzinerkresse oder Löwenzahnblättern. Suchen Sie sich im Rezeptteil des Buches die entsprechenden Smoothierezepte aus. Oder wählen Sie beim nächsten grünen Smoothie einfach einige der o. g. Zutaten, um den Drang nach Süßem zu stillen.

Der Verzicht auf Ihre gewohnten Mahlzeiten bedeutet nicht, dass Sie hungern müssen. Nein, auch eine Smoothieportion macht satt! Und da Sie Ihren Körper mit reichlich Ballaststoffen versorgen, hält

Keine Pille der Welt kann gesunde Vitamine und Mineralien in der Form liefern wie natürliches Obst und Gemüse. Kochen Sie wieder häufiger selbst!

das Sättigungsgefühl auch länger an als nach dem Verzehr von großen Portionen »leerer Kalorien« aus Weißmehlprodukten und Fertiggerichten.

STARTSCHUSS FÜR EIN NEUES BEWUSSTSEIN

»Sich gesünder zu ernähren« ist einer der beliebtesten Neujahrsvorsätze. Man nimmt sich vor, aus frischen Zutaten gesunde Mahlzeiten zu kochen und auf ungesundes Fastfood und Fertiggerichte zu verzichten. Meistens sieht es nach einer Woche schon wieder anders aus. Manchmal klappt es aber auch für eine Weile ganz gut. Doch vor allem, wenn

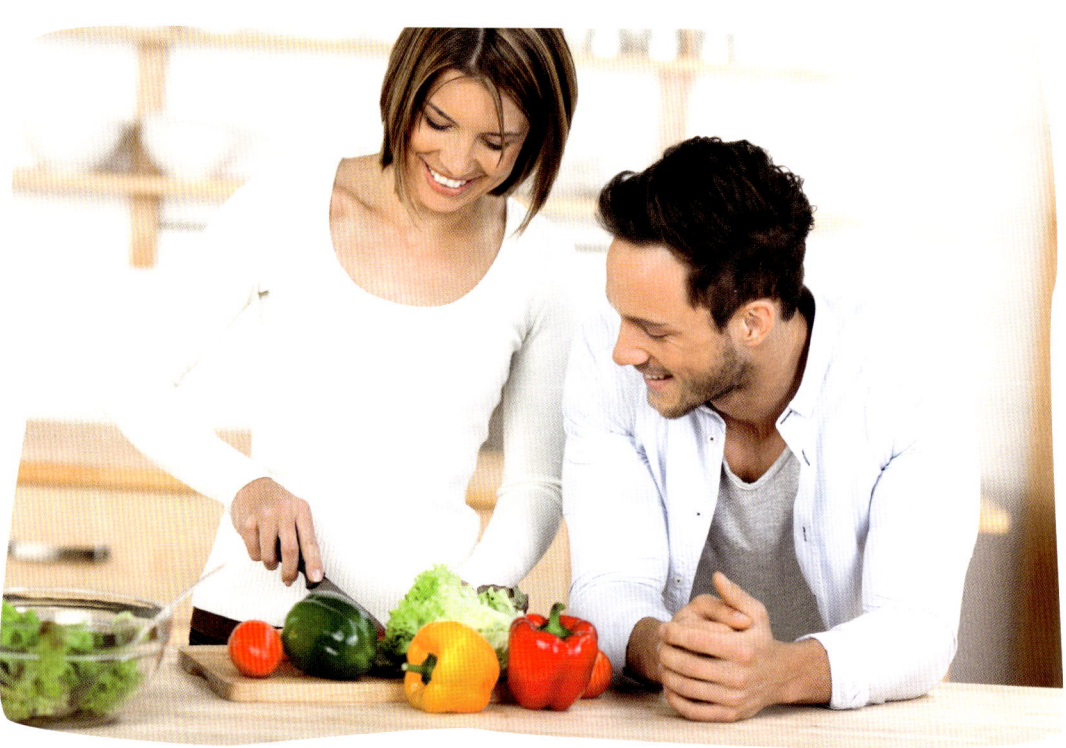

der Alltag stressig und die Zeit knapp ist, fällt es immer schwerer, dem Verlangen nach ungesunden Alternativen standzuhalten. Und ehe man sich versieht, ist man wieder im alten Ernährungsmuster angekommen. »Jetzt ist es sowieso schon egal«, denkt man sich frustriert und legt die Tüte Chips oder Gummibärchen in den Einkaufswagen. Ausreden wie »Nach dem Geburtstag, ab Herbst, im neuen Jahr oder irgendwann, dann fang ich wieder an!« sind leider allzu schnell parat.

Alles braucht seine Zeit

Veränderungen geschehen nicht über Nacht, sondern sind ein längerer Prozess. Man wird sich nicht von heute auf morgen sämtliche »schlechten« Essgewohnheiten abgewöhnen können. Und das muss man auch nicht. Wichtig ist einfach, sich bewusst zu machen, dass eine Ernährungsumstellung ein Weg mit vielen Schritten ist und seine Zeit dauert. Aber am Ende steht man da und hat es geschafft! Man ernährt sich bewusster und gesünder. Und nicht, weil man muss und sich strikt an Regeln hält, sondern weil man von sich aus Spaß und Freude an einer gesunden Ernährung entdeckt hat.

Sich bewusst entscheiden

Wichtig ist es, sich einmal bewusst für eine Veränderung zu entscheiden und dann kontinuierlich dabei zu bleiben. Bei beidem wird Ihnen das 10-Tage-Programm der Smoothie-Diät helfen. Es bietet den optimalen Startschuss in eine Ernährungsumstellung. Es ist nicht nur ein Entschluss, den man mal nebenbei teils auch nur halbherzig fasst, sondern ein Anfang, der Sie mental und körperlich auf Veränderung einstellt. Nehmen Sie sich die Zeit, sich bewusst Gedanken über Ihre Ernährung zu machen. Was möchten Sie ändern? Warum wünschen Sie die Veränderung? Freuen Sie sich darüber, Ihrem Körper jetzt etwas so Gutes zu tun, ihn zu entlasten und mit frischen Zutaten zu verwöhnen.

Der Anfang ist geschafft

Am Ende der Smoothie-Diät können Sie ruhig stolz auf sich sein! Sie haben es geschafft und sich 10 Tage lang Ihrer Gesundheit gewidmet. Vielleicht haben Sie auch das ein oder andere Kilo verloren und schon andere, angenehme Veränderungen bemerkt. Das sind die besten Voraussetzungen, um jetzt am Ball zu bleiben. Und das passiert mitunter auch ganz von alleine.

Wenn Sie die positiven Wirkungen der vielen Vitamine und Mineralstoffe, die Sie mit den Säften und Smoothies zu sich nehmen, spüren, werden Sie auch in Zukunft mehr Lust auf Gesundes haben. Ihr Körper wird sich melden und immer häufiger nach frischem Obst und Gemüse verlangen.

Sie müssen nun natürlich nicht jede Mahlzeit durch Smoothies ersetzen. Aber gönnen Sie sich doch auch in Zukunft häufiger einmal einen Smoothie. Vielleicht genießen Sie ihn morgens als energiebringendes Frühstück oder ersetzen eine Mittags- oder Abendmahlzeit. So können Sie auch weiterhin viele gesunde Nährstoffe in Ihre Ernährung einfließen lassen. Viele Smoothie-Trinker berichten, dass mit jedem selbstgemachten Smoothie die Experimentierfreude steigt. Neue Gemüsesorten, Wildkräuter und andere Zutaten werden probiert und finden auch in anderen Gerichten Verwendung. Die Lust auf unverarbeitete Lebensmittel wird größer und ganz nebenbei verändert sich die eigene Ernährungsweise.

29

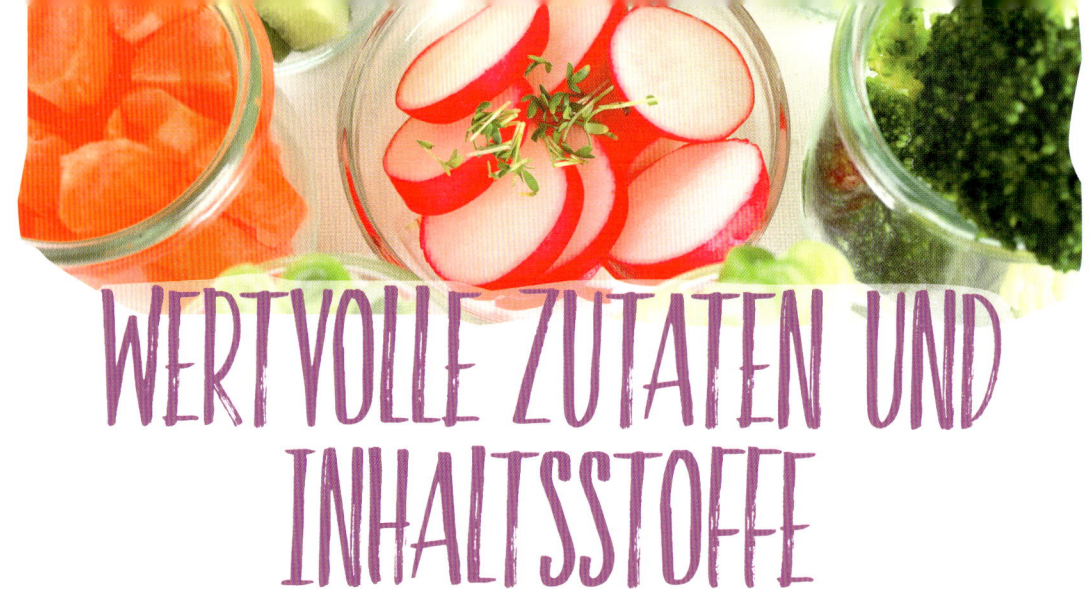

WERTVOLLE ZUTATEN UND INHALTSSTOFFE

Natürliche Lebensmittel, ob roh oder nur wenig verarbeitet, verfügen über eine Vielzahl an wertvollen unterschiedlichen Inhaltsstoffen, die jedes Lebensmittel auf seine Weise zu einem einzigartigen Lebensmittel für Gesundheit und Vitalität werden lässt.

FRISCHES OBST UND GEMÜSE

Mit Obst und Gemüse, die die Hauptzutaten der Säfte bzw. Smoothies bilden, liefern wir unserem Organismus eine Vielzahl an Mikronährstoffen, wie Vitamine, Mineralstoffe, sekundäre Pflanzenstoffe und Enzyme. Es ist äußerst wichtig, dass wir Mikronährstoffe über die Nahrung aufnehmen, da der Organismus, mit wenigen Ausnahmen, nicht in der Lage ist, sie selbst herzustellen.

Das können Mikronährstoffe

Wir benötigen diese Mikronährstoffe zur Produktion zahlreicher Enzyme und Hormone, zum Ausgleich des Elektrolythaushalts, für Aufbau und Stabilisierung des Knochensystems sowie zur Erhaltung der Konzentration und Leistungsfähigkeit.

Diese Vitalstoffe sind in Art und Menge sehr unterschiedlich vorhanden in den pflanzlichen Lebensmitteln, daher kann die ganze Vielfalt am besten mit Kombinationen aus Obst und Gemüse ausgeschöpft werden.

Sehr gut lässt sich das anhand eines Apfels erklären. Wenn man bedenkt, dass wir insgesamt 13 verschiedene Vitamine kennen und in einem Apfel alleine 8 Vertreter dieser Vitamine stecken, dann versteht man schon, warum Obst und Gemüse die Vitalstofflieferanten schlechthin sind.

Sekundäre Pflanzenstoffe

Sekundäre Pflanzenstoffe machen Obst und Gemüse unendlich wertvoll für uns. Sie werden von Pflanzen nicht in erster Linie für ihr Wachstum gebildet. Die Pflanzen bilden sie vielmehr, um sich vor UV-Strahlung, Schädlingen und Krankheiten zu schützen, oder sie sind für die Farbgebung zuständig. Diese bioaktiven Stoffe kommen nur in sehr geringen Mengen und ausschließlich in bestimmten Pflanzen vor. Sie entfalten Wirkungen wie ein Arzneimittel – allerdings stammen diese Arzneimittel von Mutter Natur!

CAROTINOIDE zählen zu den bekanntesten sekundären Pflanzenstoffen, die vorwiegend in gelb-orange-farbigem Obst und Gemüse, wie z.B. Aprikosen und Möhren, aber auch in Blattgemüse wie Spinat und Grünkohl zu finden sind.

GLUCOSINOLATE schenken vielen Kohlsorten sowie Meerrettich, Kresse und Senf ihre Schärfe.

PHYTOSTERINE ähneln in ihrem Aufbau dem Cholesterin. Sie finden sich in Sonnenblumenkernen, Sesamsamen und Sojabohnen.

POLYPHENOLE UND FLAVONOIDE verleihen als Gerbsäuren vielen Pflanzen einen herben Geschmack oder tragen bei bestimmten Früchten wie Kirschen, Aprikosen und Beeren zur Farbgebung bei.

SAPONINE sind Bitterstoffe, die z.B. in Sojabohnen, Erbsen, Bohnen und Spinat, Rosmarin und Salbei sowie Radicchio oder Chicorée enthalten sind.

SULFIDE kommen vor allem in Knoblauch, Zwiebeln und Lauch vor.

Je häufiger wir Obst und Gemüse im Speiseplan abwechseln, desto größere Vielfalt auch bei der Aufnahme sekundärer Pflanzenstoffe – und desto gesünder!

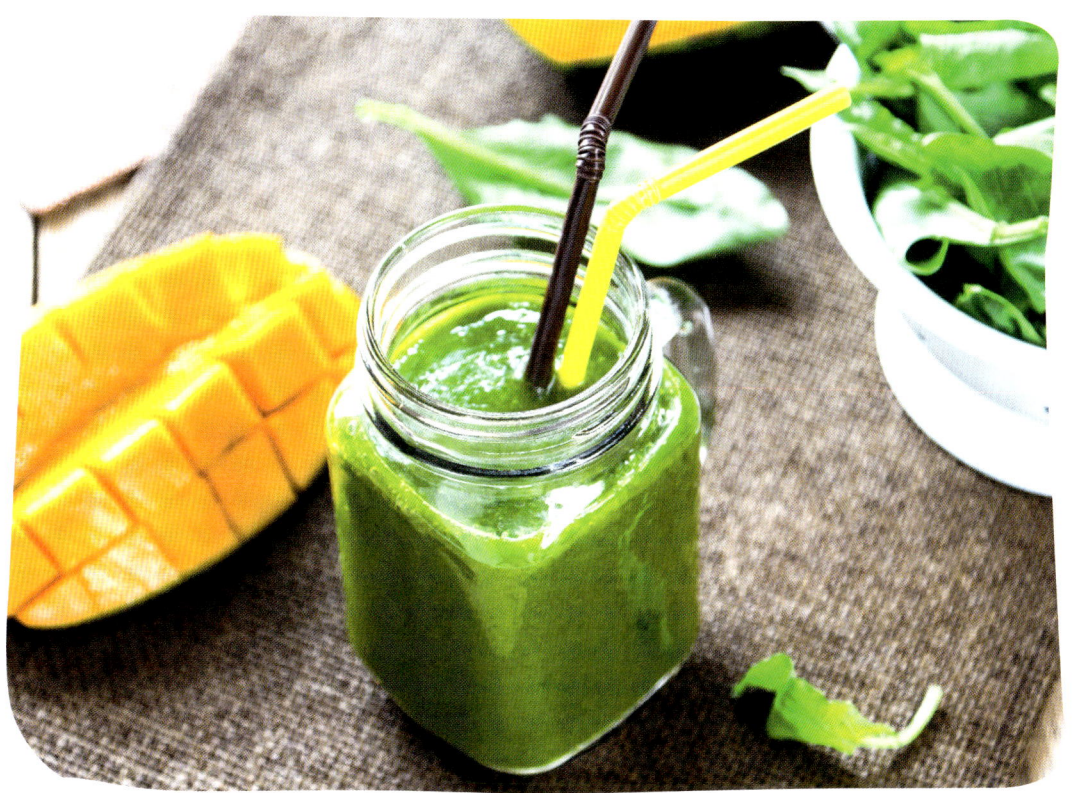

Zusammenspiel von Enzymen und Vitalstoffen

Alle Stoffwechselprozesse sind in viele kleine Einzelschritte unterteilt. Für jeden Einzelschritt werden Enzyme zur Steuerung der Reaktion benötigt, und fast jedes Enzym benötigt Vitalstoffe, um richtig funktionieren zu können. So ist der Vitalstoff bzw. das Spurenelement Zink z.B. an bis zu 300 Enzymen beteiligt. Fehlt es im Organismus, können bestimmte Stoffwechselprozesse nicht optimal ablaufen. Der Stoffwechsel ist also immer nur so stark wie das schwächste Glied in der Produktionskette.

Das Zusammenspiel der Vitalstoffe ist komplex. Ein kleines Beispiel soll das verdeutlichen: Vitamin E wird, wenn es als Radikalenfänger wirkt, dabei selbst verbraucht. Die »Reste« des Vitamins werden daraufhin selbst zu einer Belastung für den Organismus und müssen unschädlich gemacht werden. D. h., die nachfolgenden Entgiftungsprozesse müssen immer reibungslos ablaufen können, um dieses verbrauchte Vitamin E zu »entsorgen«.

Ähnliches gilt für Beta-Carotin: Unser Körper benötigt eben nicht nur Beta-Carotin, sondern eine möglichst natürliche Mischung aller etwa 500 Carotinoide. Die Schutzwirkung der Vitalstoffe entfaltet sich am besten im natürlichen Verbund der Lebensmittel. Dies zeigen zahlreiche Studien eindrucksvoll.

Rohes Obst und Gemüse liefert mehr Vitamine

In Smoothies und Säften kommen die positiven Eigenschaften von Obst und Gemüse ganz besonders zum Vorschein. Erstens weil sie gemixt, also sehr fein zerkleinert wird und so die biologische Verfügbarkeit der Nährstoffe erhöht wird. Zweitens werden Obst und Gemüse roh und daher besonders schonend verwendet.

FREIE RADIKALE

In den Zellen des menschlichen Organismus entstehen täglich tausende von freien Radikalen. Auslöser der Bildung freier Radikale sind zum einen Umwelteinflüsse, Medikamente, Rauchen, Stress und Elektrosmog, also exogene Einflüsse. Aber besonders auch während des Stoffwechselgeschehens, z. B. beim Abbau von Fetten, Kohlenhydraten und Eiweiß, entstehen freie Radikale.

Bei den freien Radikalen handelt es sich um kurzlebige, aggressive sauerstoffhaltige Verbindungen, die verstärkt in den Zellstoffwechsel eingreifen. Sie setzen sich an den Zellwänden fest und schädigen dabei Gewebe und Organe und beeinträchtigen deren Funktion.

Doch der Organismus gibt sich nicht kampflos geschlagen. Er hält sogenannte »Radikalefänger« bereit. Dies sind v. a. die Vitamine C, E, A und Beta-Carotin, die Spurenelemente Zink und Selen sowie die sekundären Pflanzenstoffe Polyphenole und Phytosterine.

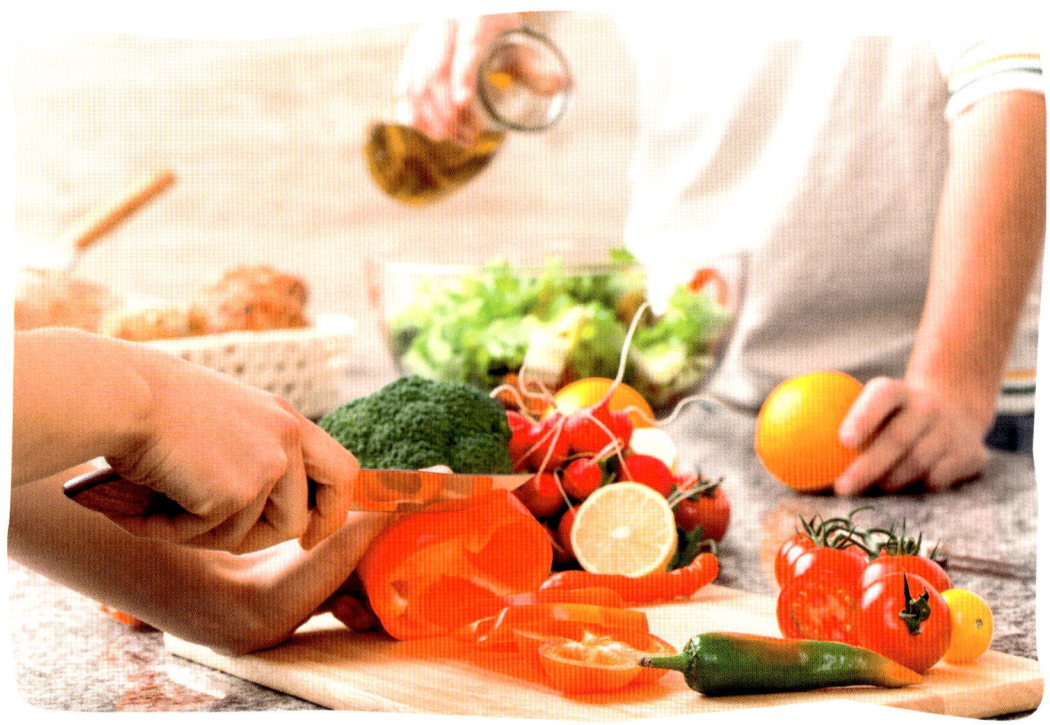

Einige Vitamine sind z. B. nicht hitzebeständig. Beim Kochen geht daher ein Großteil der B-Vitamine und Vitamin C verloren. Da in Säften und Smoothies rohe Zutaten verwendet werden, bleiben Vitamine weitgehend erhalten. Wir nehmen also mehr Vitamine auf, als wenn wir dieselben Zutaten kochen würden: Spinat verliert beim Kochen über die Hälfte seines Vitamin-C-Gehalts (gekocht liefert er 23 mg Vitamin C pro 100 g, roh liefert er 51 mg pro 100 g). Weiterhin gehen beim Kochen ein Drittel des Vitamin-B1-Gehalts und ein Viertel der Folsäure im Spinat verloren.

Der perfekte Vitalstoffmix

Die Basis für Smoothies sind in etwa zur Hälfte Gemüse und zur anderen Hälfte Obst. Natürlich

Rohkost hat es in sich und sollte möglichst häufig verzehrt werden. Denn je stärker Obst und Gemüse z. B. Hitze ausgesetzt ist, desto mehr Vitamine gehen verloren.

kann ein Smoothie auch komplett aus Gemüse oder komplett aus Obst zubereitet werden. Allerdings sind reine Gemüse-Smoothies nicht jedermanns Geschmack. Durch das Obst wird ein etwas herber Gemüse-Smoothie weicher und milder im Geschmack. Gleichzeitig ist es die Kombination aus Gemüse und Obst und die damit verbundene Mischung der Vitalstoffe, die den Smoothie zu einem wahren Powergetränk aufsteigen lassen. Heimische sowie tropische Früchte wie Äpfel, Birnen, Melonen oder Bananen eignen sich hervorragend als Grundlage der Smoothies und zur Abrundung des Geschmacks und sorgen für eine cremige Konsistenz.

DIE WICHTIGSTEN SEKUNDÄREN PFLANZENSTOFFE

Sekundäre Pflanzenstoffe	Vorkommen
Carotinoide	Karotten, Tomaten, Paprika, grünes Gemüse (z. B. Spinat, Mangold, Grünkohl), Grapefruit, Aprikosen, Melonen, Kürbis
Glucosinolate	alle Kohlarten, Kresse, Rettich, Radieschen, Senf
Monoterpene	Minze, Zitronen, Kümmel
Phytoöstrogene	Getreide, Hülsenfrüchte, Leinsamen
Phytosterine	Nüsse, Sonnenblumenkerne, Kürbiskerne, Sesam, Soja, Hülsenfrüchte
Polyphenole – Flavonoide	Äpfel, Birnen, Beeren, Trauben, Kirschen, Granatapfel, Rote Bete, Pflaumen, Zwiebeln, Grünkohl, Rotkohl, Auberginen, Soja, schwarzer und grüner Tee, Rotwein, Schokolade
Polyphenole – Phenolsäuren	Vollkornprodukte, Kaffee, Tee, Weißwein, Nüsse
Saponine	Hülsenfrüchte, Soja, Spargel, Hafer, Lakritze
Sulfide	Zwiebeln, Lauch, Knoblauch, Schnittlauch

Bedeutung für die Pflanze	Gesundheitseffekt
Farbstoffe (gelb, orange, rot)	antikanzerogen, senken das Risiko für Herz-Kreislauf-Erkrankungen, entzündungshemmend, beeinflussen das Immunsystem positiv
Abwehrstoffe gegen Fressfeinde	antikanzerogen, antibiotisch, antioxidativ, beeinflussen das Immunsystem positiv
Duft- und Aromastoffe	cholesterinsenkend, antikanzerogen
Pflanzenhormone (ähnlich wie das weibliche Sexualhormon Östrogen aufgebaut)	antikanzerogen, antioxidativ, protektive Wirkung auf Knochenstoffwechsel, beeinflussen das Immunsystem positiv
Membranbaustoff, Pflanzenhormone (ähnlich wie Cholesterin aufgebaut)	cholesterinsenkend
Farbstoffe (rot, gelb, blau, violett)	senken das Risiko für Herz-Kreislauf-Erkrankungen, antioxidativ, blutdrucksenkend, beeinflussen das Immunsystem positiv, antikanzerogen
Abwehrstoffe gegen Fressfeinde	antikanzerogen, antioxidativ
Bitterstoffe	antikanzerogen, antibiotisch
Duft- und Aromastoffe	antikanzerogen, antibiotisch, antioxidativ, antithrombotisch, blutdrucksenkend, cholesterinsenkend

Quelle: Bürkle, S.; Funfack, W.: Metabolic Balance – Das Kochbuch für Vegetarier

HEIMISCHE FRÜCHTE

Achten Sie beim Kauf auf regionale bzw. Bio-Ware. Sie schmeckt besser, hat weniger Rückstände von Pflanzenschutzmitteln und ist somit viel gesünder.

Apfel

Seit jeher galten Äpfel als Symbol für Gesundheit und Vitalität, und bis heute haben sie nichts an ihrer Beliebtheit eingebüßt. Natürlich essen wir den Apfel wegen seines bekömmlichen Fruchtfleisches, doch vor allem in der Schale liegt die Heilkraft des Apfels. Von den 13 wissenschaftlich bekannten Vitaminen enthält der Apfel immerhin 8 Vertreter. Außerdem liefert er viele Mineralstoffe, sekundäre Pflanzenstoffe und nicht zu vergessen den Ballaststoff Pektin. **Pektin** zählt zu den löslichen Ballaststoffen, d. h., es passiert den Verdauungstrakt nicht so unverändert wie die unlöslichen Ballaststoffe, sondern nimmt Wasser auf und quillt im Verdauungstrakt zu einem Gel auf. Dieses Gel ist in der Lage, Cholesterin und Giftstoffe an sich zu binden und auszuscheiden. Unlösliche Ballaststoffe z.B. aus Getreide oder Hülsenfrüchten dagegen können bei Weitem nicht so viel Wasser und Giftstoffe binden.

Alte Apfelsorten sind gesünder

Um auch in den vollen Genuss aller guten Wirkstoffe des Apfels zu gelangen, empfiehlt es sich, auf alte Apfelsorten, wie z.B. Berlepsch, Gravensteiner, Cox Orange, Jonathan oder Elstar, zurückzugreifen. Die Züchtungen der letzten Jahrzehnte haben leider dazu geführt, dass Äpfel mehr und mehr zu einem »Einheits«-Produkt degradiert wurden. So müssen jetzt alle Äpfel gleichmäßig groß sein und einheitlich und makellos aussehen. Darunter leidet nicht nur das Aroma, sondern auch Nährstoffe des Apfels gehen verloren. Die Konzentration wertvoller Inhaltsstoffe, insbesondere der Polyphenolanteil, ist in Neuzüchtungen deutlich geringer, wodurch das Allergiepotenzial von Äpfeln gestiegen ist. Wissenschaftliche Studien ergaben nämlich, dass ein hoher Gehalt an Polyphenolen (Polyphenole zählen zu den sekundären Pflanzenstoffen, siehe S. 34) die allergenen Stoffe im Apfel wahrscheinlich unschädlich macht.

TIPP Äpfel immer mit Schale verzehren. Durch gründliches Waschen und Abreiben lassen sich Großteile von Umweltschadstoffen sowie Rückstände aus der Schädlings- und Krankheitsbekämpfung mühelos beseitigen. Noch besser ist es, sich für Äpfel aus ökologischem Landbau zu entscheiden.

Birne

Birnen besitzen einen hohen, dem Apfel ähnlichen ernährungsphysiologischen Wert. Sie enthalten einen etwas höheren Gehalt an Eiweiß und Kohlenhydraten, dafür etwas weniger Fruchtsäuren. Abgesehen von ihrem guten Geschmack hilft die Frucht auch, den Cholesterinspiegel zu senken. Hauptverantwortlich dafür ist eine Pflanzenfaser namens **Lignin.** Es bindet Gallensäuren und damit Cholesterin im Darm, was der Körper so ausscheiden kann. In kaum einer anderen Frucht findet sich so viel Lignin wie in Birnen. Aufgrund des Gehalts an **Phosphor** tragen Birnen dazu bei, die Nerven zu stärken und die Konzentrationsfähigkeit zu fördern.

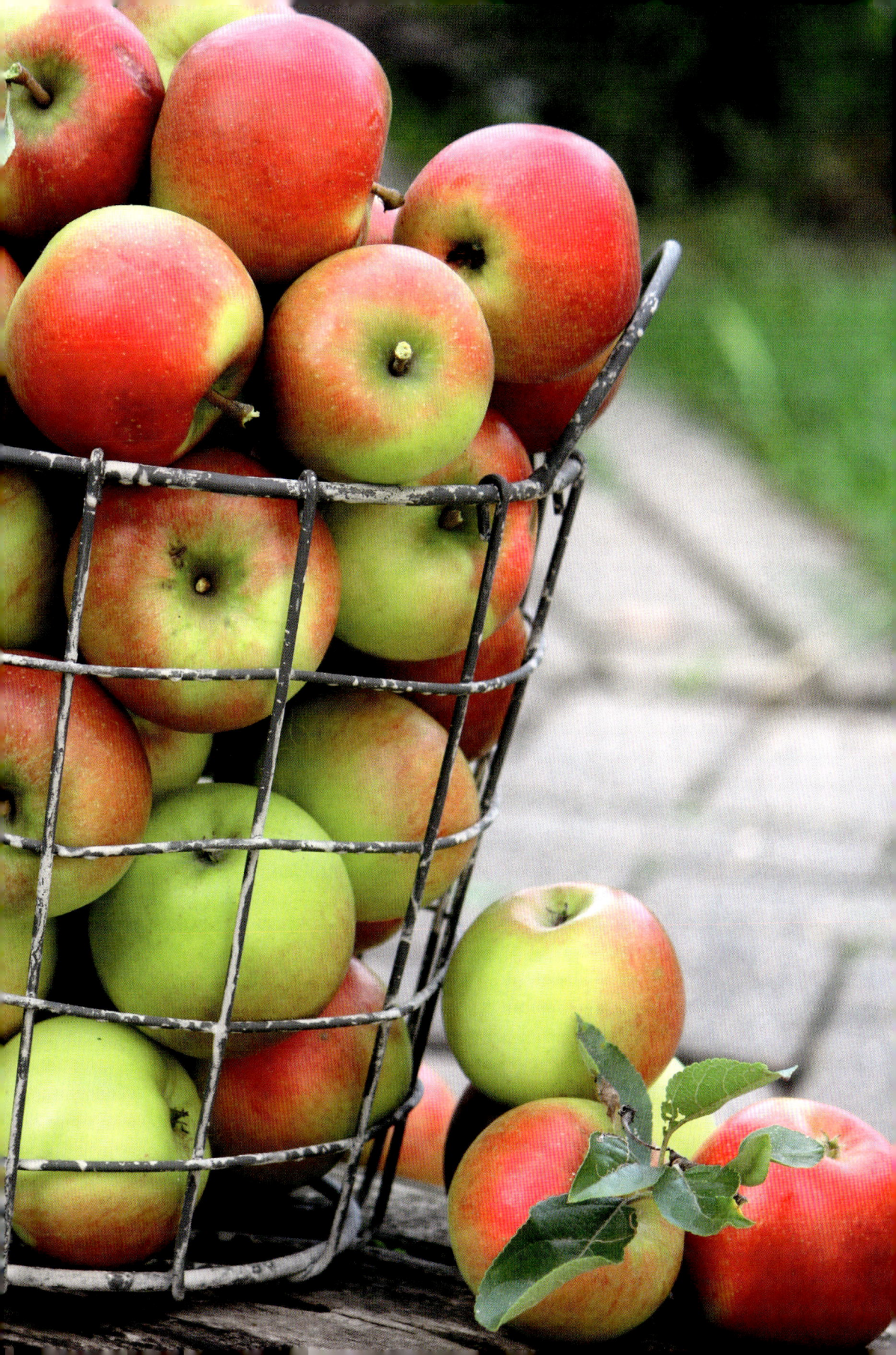

Gut für Knochen und Gehirn

Interessant ist auch, dass Birnen das weniger bekannte Mineral **Bor** enthalten. Wissenschaftler haben herausgefunden, dass Bor den Kalziumverlust bei Frauen nach der Menopause verringern und somit das Osteoporoserisiko reduzieren kann. Neben den Knochen nutzt Bor auch dem Gehirn. Bei Tests zu Gedächtnisleistung, Wahrnehmungsvermögen und Aufmerksamkeit zeigten Personen mit geringem Borspiegel eine verminderte Leistungsfähigkeit im Vergleich zu den Personen, die einen höheren Borwert aufwiesen.

Es bedarf keiner großen Mengen an Bor, um diese Verbesserungen zu erzielen. Schon 3 mg Bor täglich können ausreichen, um die Knochen stark und das Gedächtnis leistungsfähig zu erhalten. Doch allein mit Birnen ist dieser Bedarf nicht zu decken. Daher ist eine Mischung verschiedener Obst- und Gemüsesorten sinnvoll. Neben Birnen enthalten auch Avocados, Nüsse, Pflaumen, Trauben, Bohnen, Karotten und Sojamehl einen nennenswerten Borgehalt. Neben dem Mineralstoff Bor sind in Birnen auch vermehrt **Kieselsäure** und **Phosphorsäure** enthalten. Diese beiden Substanzen aktivieren die Gehirnzellen zusätzlich, vor allem in Verbindung mit Walnüssen. Walnüsse liefern Cholin, aus dem das Gehirn Acetylcholin produziert. Das ist der wichtigste Botenstoff für die Denkleistung des Gehirns.

Beeren

Beeren gelten seit jeher und in fast allen Regionen der Erde als Nahrungs- und Heilpflanzen. Obwohl sie klein sind, stecken jede Menge wertvoller Stoffe in ihnen.

Beeren enthalten allesamt viele **Ballaststoffe** und reichlich sekundäre Pflanzenstoffe, vor allem **Ellagsäure** und **Anthocyane.** Die Ellagsäure ist eine Phenolsäure, die vor allem in heimischen Brombeeren, Erdbeeren, Himbeeren und Heidelbeeren sowie auch in Aroniabeeren, Gojibeeren und Granatäpfeln zu finden ist. Man sagt ihr nach, dass sie krebsverursachenden Zellveränderungen entgegenwirken kann. Eine sichere Erkenntnis ist, dass Ellagsäure die entgiftenden Enzyme in der Leber aktiviert, das Immunsystem stimuliert und als Antioxidans den inneren Reinigungsprozess unterstützt. Anthocyane halten die Zellen elastisch, beugen so Herz-Kreislauf-Erkrankungen vor und stärken die Immunabwehr.

Darüber hinaus liefern Beeren reichlich **Vitamin C, Vitamin A, Folsäure** und Mineralstoffe wie **Kalium** und **Kalzium.**

Am besten frisch geerntet

Selbstgepflückte frische Beeren, die direkt nach der Ernte gegessen werden, sind die beste Wahl, um in den Genuss der essenziellen Nährstoffe zu kommen. Denn manche dieser Nährstoffe gehen schon bald nach dem Pflücken verloren. Unglücklicherweise erlaubt es unser heutiger Lebensstil häufig nicht, Beeren auf leichte Art zu finden bzw. Beeren im eigenen Garten anzupflanzen. Die nächstbeste Wahl sind tiefgefrorene Früchte, insbesondere, wenn sie direkt nach dem Pflücken eingefroren wurden. Tiefgefrorene Beeren sind oft nährstoffreicher als Beeren, die über weite Strecken und eine lange Zeit transportiert wurden.

DIE HEILWIRKUNGEN DER BEEREN

Beeren	Inhaltsstoffe	Gesundheitseffekt
Brombeere	Eisen, Kalzium, Kalium, Ellagsäure	entgiftend, krebshemmend, blutdrucksenkend
Erdbeere	Vitamin C, Flavonoide, Salicylsäure, Gerbstoffe, Kalzium, Kalium, Eisen, Ellagsäure, Pektin	stoffwechselanregend, wirkt gegen Durchfall, Rheuma und Gicht
Hagebutte	Vitamin C, Pektin	antioxidativ, abwehrstärkend, verdauungsfördernd, entzündungshemmend
Heidelbeere	Vitamin C, Beta-Carotin, Eisen, Kalium, Natrium, Pektin, Quercetin, Anthocyane	entzündungshemmend, blutbildend, gegen Durchfall, Magenschmerzen und Blasenschwäche
Himbeere	Vitamin C, Vitamin A, Rutin, Biotin, Kalium, Magnesium, Eisen, Ellagsäure	fiebersenkend, blutreinigend, knochenbildend
Holunderbeere	Anthocyane, Flavonoide, ätherische Öle, Gerbstoffe	Schutzwirkung vor Erkrankungen des Herz-Kreislaufsystems, der Gelenke, Augen, Haut und Nieren, Stärkungsmittel bei fiebrigen Erkrankungen, gegen Rheuma und Gicht
Johannisbeere	Vitamin C, Kalzium, Kalium, Eisen, Phosphor, B-Vitamine, Pektin, Flavonoide	gegen Rheuma und Gicht, entgiftend, antibakteriell, immunstärkend, harntreibend
Preiselbeere	Vitamin C, Vitamin A, Beta-Carotin, Eisen, Magnesium, Kalium, Natrium, Benzoesäure, Gerbstoffe, Flavonoide, Pektin	verdauungsfördernd, cholesterinsenkend, gegen Durchfall, Harnwegsinfektionen, Gicht und Rheuma, können gegen Viren, Bakterien und Pilze wirken
Stachelbeere	Vitamin C, Silizium, Kalzium, Kalium, Magnesium, Pektin	verdauungsfördernd, entwässernd, kräftigend für Haare und Nägel

TROPISCHE FRÜCHTE

Tropische Früchte, auch unter »Exotische Früchte« im Handel, sind in der Regel kälteempfindlich und kommen bei uns nur selten in den Kühlschrank. Lagerung also meist bei Zimmertemperatur.

Avocado

Bei der Avocado, die Smoothies eine cremige Konsistenz verleiht, handelt es sich botanisch gesehen nicht um ein Gemüse. Nein, die Avocado zählt zum

Bananenfrüchte wachsen von unten nach oben und damit der Sonne entgegen. Das ist auch der Grund, warum die Banane krumm ist.

Obst. Es ist schwer, sie als solches zu sehen. Denn das, was Obst hauptsächlich als Obst auszeichnet, nämlich ein geringer Kalorien- und ein hoher Wassergehalt, sucht man bei der Avocado vergebens.

Wertvolles Fett und fettlösliche Vitamine

Tatsächlich weist die Avocado mit 30 Prozent Fett den höchsten Fettgehalt in der Obstgruppe auf. Daher ist es auch nicht verwunderlich, dass die Avocado in anderen Ländern, z.B. in Teilen Indiens, gern den Namen »Butterfrucht« trägt. Doch keine Angst, bei dem Fett der Avocado handelt es sich hauptsächlich um die ernährungsphysiologisch vorteilhaften ungesättigten Fettsäuren, insbesondere die **Ölsäure**. Die Ölsäure ist den meisten bekannt als

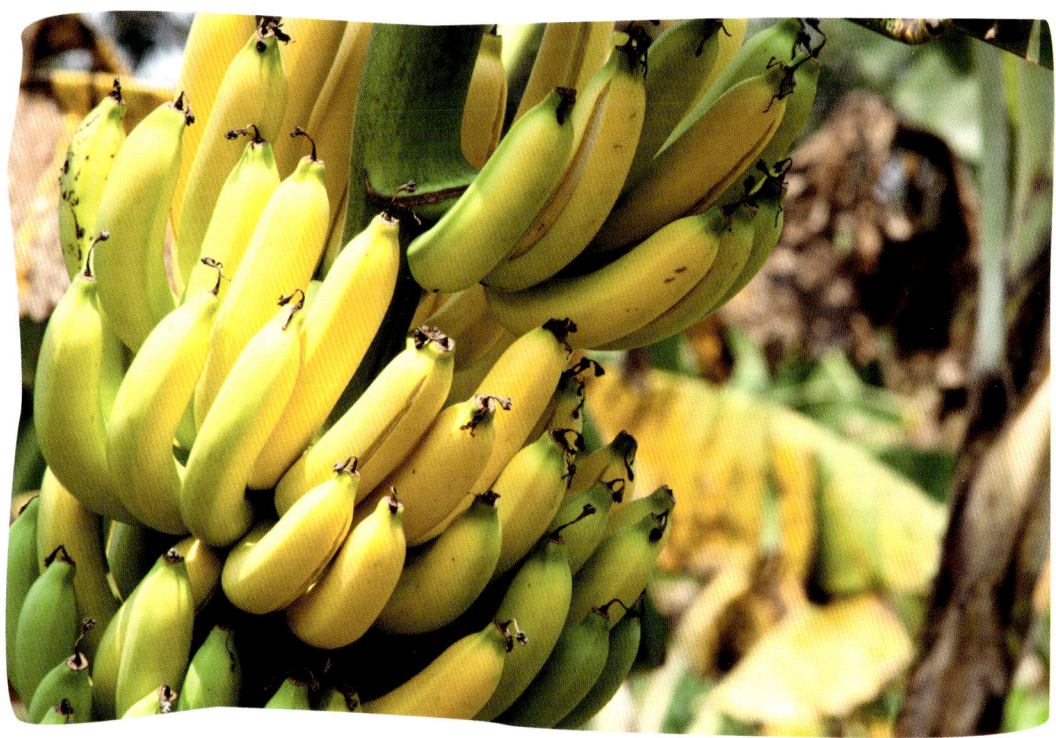

Hauptbestandteil von Olivenöl, das dort einen Anteil bis zu 80 Prozent ausmachen kann.

Daneben punktet die Avocado als Frucht durch eine gewisse Menge an **fettlöslichen Vitaminen,** wie z. B. Vitamin A, Beta-Carotin, Vitamin E und Vitamin D2, die Vorstufe des Vitamins D3. Vitamin A unterstützt die Blutbildung, lässt unsere Haut strahlen und stärkt unsere Augen. Auch Knochen und Zähne brauchen Vitamin A.

Die Zugabe von Avocado zu einer Mahlzeit trägt dazu bei, dass auch die Nährstoffe der anderen Zutaten, insbesondere die fettlöslichen Nährstoffe, leichter vom Körper aufgenommen werden können. Dies ist auch bei der Zubereitung von unseren Smoothies in diesem Buch von großem Vorteil.

Zudem enthält das Fruchtfleisch **Serotonin,** das sogenannte Glückshormon (siehe auch Seite 27). Aus diesem Grund wurde die Avocado bereits vor mehr als 10.000 Jahren von den Azteken als Aphrodisiakum geschätzt.

Banane

Die Banane ist neben dem Apfel und den Erdbeeren das beliebteste Obst der Deutschen, ist ideal zum Mitnehmen und als optimaler Energielieferant bekannt. Vielleicht ist das auch der Grund, warum die Banane obligatorisch ihren Platz bei vielen großen Sportveranstaltungen findet. Für Sportler ist es besonders wichtig, verlorene Mineralien schnell wieder aufzufüllen.

Mit geringen Mengen an Bananen gelingt dies hervorragend, denn sie liefern eine ideale Mischung aus angenehm sättigenden Kohlenhydraten und den Mineralstoffen **Kalium** und **Magnesium.**

Bananen machen schön und glücklich

Kalium aktiviert Enzyme, hält die Muskeln geschmeidig und reguliert den Wasserhaushalt. Eine einzige Banane liefert bis zu 19 Prozent des benötigten Tagesbedarfs an Kalium. Magnesium sorgt als Bestandteil vieler Enzyme für ein reibungsloses Zusammenspiel von Nerven und Muskeln.

Die **Kohlenhydrate** in der Banane liefern nicht nur Energie, sondern fördern über ein Wechselspiel mit Aminosäuren, die ebenfalls reichlich in der Banane vorhanden sind, die Produktion von Serotonin im Gehirn.

Bananen sind zudem ideal für eine Schönheitskur von innen. Sie liefern die wichtigen **B-Vitamine,** die der Organismus für Zellneubildung, für schöne Haut, glänzendes Haar und feste Fingernägel benötigt

Gut für die Verdauung

Trotz des Reichtums an Nährstoffen und der positiven Wirkung auf die Gesundheit herrscht leider immer noch die Meinung, dass Bananen zu den heimlichen »Dickmachern« zählen und eine »stopfende« Wirkung haben sollen. Diese Vorurteile sind längst überholt. In vielen Untersuchungen konnte nachgewiesen werden, dass die gelben Früchte verdauungsfördernde Ballaststoffe in größeren Mengen enthalten. Diese Ballaststoffe bewirken ein angenehmes Sättigungsgefühl und sorgen gleichzeitig für eine regelmäßige Verdauung.

Mango

Mangos werden oft als »Königin der Früchte« bezeichnet. Das liegt wahrscheinlich auch daran, dass kaum eine Frucht eine so aromatische Vielfalt bieten kann wie die Mango. Aber auch aus ernährungsphysiologischer Sicht stellt die Mango so manche Frucht in den Schatten.

Mangos sind eine erstaunliche Quelle für die **Vitamine A, C, E** und **B-Komplex** sowie für die gesundheitsfördernden Flavonoide wie **Beta-Carotin** und **Alpha-Carotin.**

Die wahren Alleskönner

Mangos können Infektionen und Erkältungskrankheiten vorbeugen und die Haut und Schleimhäute gesund halten. Sie können die Eiweißbiosynthese ankurbeln, die Nerven beruhigen, sie liefern Kraft in Stresssituationen und bringen Farbe in Haut und Haare. Sie aktivieren die Hormone für die Libido und helfen bei Sehschwäche und Nachtblindheit. Schon 200 Gramm frisches Fruchtfleisch stimulieren rasch den gesamten Stoffwechsel.

Mangos sind nicht nur ein Genuss, wenn es darum geht, dem Süßverlangen nachzugeben, sondern sie schmecken auch wunderbar in Verbindung mit scharfen Gewürzen. Experimentieren Sie ruhig aus und kombinieren Sie Mango mit Zimt, Curry, Nelken oder Chili-Pfeffer!

Papaya

Die Papaya ist die »Frucht des langen Lebens«, so verrät es eine alte chinesische Weisheit. Oftmals wird auch gesagt, dass die Papaya eine wertvolle Unterstützung beim Abnehmen sei. Da die Frucht nur wenige Kalorien enthält, aufgrund der vielen Ballaststoffe aber gut sättigt, leistet sie tatsächlich hinsichtlich der Kalorienbilanz einen guten Beitrag zum Abnehmen.

Schutz für die Zellen

Darüber hinaus ist das in Papayas enthaltene **Enzym Papain** sehr wichtig für den Eiweißstoffwechsel. Papain unterstützt insbesondere die Synthese der Aminosäure Arginin, welche unter anderem die Produktion des Wachstumshormons HGH (Human Growth Hormon) in der Hirnanhangdrüse ankurbelt. HGH ist ein Hormon, das für die Zellerneuerung und Regeneration von Haut, Muskeln, Knorpeln sowie der Leber wichtig ist. Außerdem kann es dazu beitragen, die Degeneration der Körperzellen in Zaum zu halten und das Gewebe vor Geschwüren und Krebs zu schützen.

Den Stoffwechsel ankurbeln

Papayas enthalten viel **Vitamin C** (mehr als Kiwis), **Antioxidanzien** wie z. B. Carotine oder Provitamin A (mehr als Karotten) sowie **Flavonoide.** Diese Stoffe bringen unseren Stoffwechsel auf Trab, säubern unser »Innenleben« von Schad- und Giftstoffen, regen Nerven, Gehirn und Geist an und können antidepressiv wirken.

Das in der Papaya reichlich enthaltene **Provitamin A** kann vor Krebs schützen, das Immunsystem stärken und Herzkrankheiten vorbeugen. Flavonoide erhöhen die Durchlässigkeit der Blutkapillaren und sorgen damit für eine bessere Durchblutung und Versorgung des Gewebes .

Reich an Vitaminen und Mineralien

Außerdem enthalten Papayas die für das Nervensystem wichtigen **B-Vitamine** Thiamin, Riboflavin und Niazin, das **Verjüngungs- und Zellvitamin E** und wertvolle **Mineralien** wie Magnesium, Eisen, Phosphor, Kalium, Selen und Kalzium in organischer,

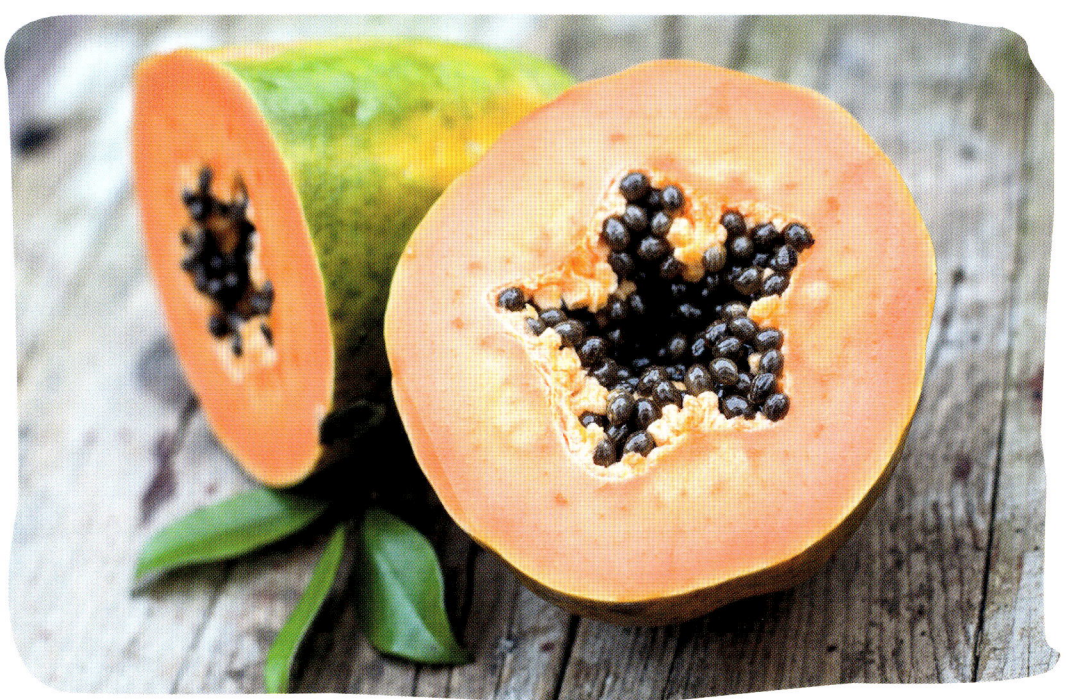

Reife Früchte erkennt man an einer gelblich-rötlichen Schale. Papayas reifen nach, allerdings muss die Schale erste gelbe Stellen zeigen. Grün geerntete Früchte werden nicht mehr reif.

vom Körper optimal verwertbarer Form.

Mit ihrem Kalziumgehalt bekommen Papayas in der Osteoporose-Prophylaxe besonders für Frauen eine besondere Bedeutung, und mit ihrem hohen Fruchtzuckeranteil sind sie eine ideale Gehirnnahrung für Geistesarbeiter. Kalium ist lebenswichtig für den Herzmuskel und Magnesium und Selen für die Krebsprophylaxe und die Funktion von Nerven und Muskeln. Phosphor reguliert den wichtigen Säure-Basen-Haushalt.

Gut für Magen und Eiweißverdauung

Das Gute an Papayas: Auch magenempfindliche Menschen vertragen die Früchte gut, da sie kaum Fruchtsäuren enthalten. So können sie sogar einen nervösen Magen beruhigen und Schleimhautreizungen lindern. Papayas können zur schnelleren und gründlichen Eiweißverdauung hilfreich sein. Dies ist besonders für ältere Menschen relevant, die nicht mehr so viel Magensäure und Verdauungsenzyme zur Verfügung haben.

Verantwortlich dafür ist das in der Papaya enthaltene Enzym **Papain**. Gleichzeitig hilft Papain, »gute« Darmbakterien aufzubauen, was z.B. nach einer Antibiotikatherapie sehr hilfreich ist, und es unterstützt dabei, unerwünschte Darmparasiten zu zerstören.

GRÜNES GEMÜSE

Grünes Gemüse liefert Vitamine, Mineralstoffe sowie wertvolles Chlorophyll, das in der ayurvedischen Ernährungslehre als »die Grundlage allen Lebens« oder als »Lebenselixier« bezeichnet wird.

Spinat

Erinnern Sie sich noch an »Popeye«? Ja, das ist die Comic-Figur, die durch den Verzehr von Spinat Bärenkräfte bekommen hat. Tatsächlich ist Spinat ein echter Kraftprotz, was seinen Vitamin- und Nährstoffgehalt betrifft. Interessant ist auch, dass das **Nitrat,** welches natürlicherweise in Spinat enthalten ist, laut einer schwedischen Studie[1] eine zentrale Wirkung auf die Mitochondrien hat.

Für mehr Muskeln und Energie

Mitochondrien, die Kraftwerke in jeder Körperzelle, sind im Zellstoffwechsel für Bewegung und Energie zuständig. Nitrat unterstützt ihre Funktion und wirkt so indirekt auf vielfache Weise. Z. B. Sportler profitieren vor allem vom erleichterten Muskelwachstum und dem verringerten Sauerstoffbedarf. Zudem können gut versorgte Mitochondrien besser den Blutdruck regulieren, das Immunsystem stärken und für einen hohen Sauerstoffgehalt im Blut sorgen.

Aus Nitrat wird Stickstoffmonoxid

Das Nitrat im Spinat wandelt sich im Organismus zu **Stickstoffmonoxid** um. Dieser Stoff kann entzün-

[1] Karolinska Institutet »Nitrate improves mitochondrial function« Press Release 2011-02-02 (Nitrat verbessert die Funktion der Mitochondrien)

dungshemmend, anti-thrombotisch und blutdrucksenkend wirken und das Risiko für die Entstehung von Diabetes mellitus verringern.

Gesundheit in Grün

Vor allem die sekundären Pflanzenstoffe, wie die **Carotinoide** und **Saponine,** lassen den Spinat immer mehr ins Rampenlicht rücken. Sie können in Verbindung mit dem enthaltenen **Chlorophyll** dazu beitragen, Herz-Kreislauf-Erkrankungen und bestimmten Krebsarten vorzubeugen.

Das grüne Blattgemüse besitzt zudem einen hohen ernährungsphysiologischen Wert. Es ist **kalorienarm** und reich an Vitaminen und Mineralstoffen. **Vitamin C** und **Folsäure** sind in größeren Mengen enthalten. Stressgeplagte Menschen profitieren besonders durch reichlich **Magnesium** und **Vitamin B6.** Das enthaltene **Mangan** unterstützt die Entgiftungsfunktion der Leber.

Rukola

Die leicht scharf bis bitter schmeckenden Blätter sind charakteristisch für Rukola und ihr Geschmack zeigt deutlich die Verwandtschaft zu Kohlgewächsen. Für den scharfen Geschmack sind die **Senföle** zuständig. Daneben bietet Rukola reichlich **Vitamin C, Vitamin A, Folsäure, Kalium, Eisen** und **Kalzium.**

Nitratgehalt reduzieren

Je nach Jahreszeit schwankt der Nitratgehalt in den Blättern von Rukola, so dass oftmals der Zeigefinger gehoben wird mit dem Hinweis, nicht so häufig Rukola zu verzehren. Dabei kann man zu hohe Nitratwerte leicht umgehen, indem man Rukola selbst im

Garten oder auch in Balkonkästen zieht. So kann man selbst entscheiden, ob und wie viel Dünger man bei seiner Freilandware einsetzen möchte.

Wirkung auf die Gesundheit schon lange bekannt

Schon bei den alten Römern war Rukola als wirksames Heilmittel bekannt. Rukola fördert die Verdauung, hilft beim Entwässern und wirkt sich bei regelmäßigem Verzehr günstig auf das Herz-Kreislauf-System aus.

Frische und Haltbarkeit

Beim Einkauf sollte man auf dunkelgrüne Blätter achten. Dies ist ein Hinweis auf Frische. Eingewickelt in feuchtes Küchenpapier oder Handtuch hält sich Rukola im Gemüsefach des Kühlschranks gut 2 Tage.

Kohl & Co.

Die meisten denken bei Kohl zuerst an Weißkohl. Weißkohl ist zwar die in Deutschland am häufigsten angebaute Kohlsorte, aber nicht unbedingt die mit dem höchsten Nährstoffgehalt.

Vielfältige Züchtungserfolge

Kohl ist aus botanischer Sicht die wichtigste Kulturpflanze der Kreuzblütengewächse und wird seit über 3.000 Jahren angebaut. Seit der Kultivierung des Anbaus haben sich aus dem Wildkohl durch Zucht und Kreuzung zahlreiche eigenständige Gemüsearten entwickelt. So haben sich Weiß-, Rot- und Spitzkohl, Wirsing und Chinakohl entwickelt. Aber auch Blumenkohl, der mit ihm verwandte Brokkoli und schließlich auch Rosenkohl, Grünkohl und Kohl-rabi gehören zu seiner Familie, sogar Radieschen und Rettich sind entfernte Verwandte des Wildkohls.

Das gesündeste Wintergemüse

Ernährungsphysiologisch gesehen sind Kohlgemüse gerade im Herbst und Winter die heimischen Lieferanten für wertvolle Vitamine und Mineralstoffe. Je schonender sie zubereitet werden, desto mehr Nährstoffe bleiben erhalten und desto größer ist der Nutzen für die Gesundheit. Die Fülle an Nährstoffen ist im Rohzustand beinahe unschlagbar, insbesondere der Gehalt an **Vitaminen A, C und K** sowie **Folsäure.** Daher sind schon kleine Mengen Kohl im grünen Smoothie eine wertvolle Bereicherung.

Unschlagbar gesund

Kohlgemüse kann nicht nur Krankheiten vorbeugen, sondern diese auch lindern. Insbesondere die entzündungshemmende Eigenschaft, die z.B. Grünkohl nachgesagt wird, ist einer der Gründe. Wissenschaftler gehen davon aus, dass dieser Effekt unter anderem darauf zurückzuführen ist, dass Grünkohl einen vergleichsweise hohen Anteil an **Omega-3-Fettsäuren (Alpha-Linolensäure)** enthält (120 mg pro Portion entspricht ca. 30 Prozent des Tagesbedarfs). Außerdem enthält er einen hohen Anteil an **sekundären Pflanzenstoffen,** die antioxidativ wirken. Seinen typischen Geschmack verdankt der Kohl den **Senfölen.** Sie machen ihn nicht nur gesund, sondern auch sehr aromatisch.
Alle Kohlarten enthalten viele **Ballaststoffe,** die für eine gesunde Ernährung empfohlen werden. Auf ihrem Weg durch den Verdauungsapparat binden sie Schadstoffe und Gifte, die der Körper so gut ausscheiden kann.

PROBLEMATISCHE INHALTSSTOFFE IN OBST UND GEMÜSE

NITRAT

Wir nehmen über Salat und Gemüse regelmäßig Nitrat auf, denn die Pflanzen benötigen es zum Wachsen. Nitrat ist eine günstige Stickstoffquelle für die Bildung von Aminosäuren, die wiederum für das Pflanzenwachstum benötigt werden. Die Gemüsesorten haben einen unterschiedlich hohen Nitratgehalt – unabhängig von der Düngung und der Bodenbeschaffenheit.

Wurzelgemüse wie z.B. Rote Bete, Rettich und Radieschen und auch **Blattgemüse** wie Kopf- oder Ackersalat, Mangold, Spinat und Rukola reichern viel Nitrat an.

Des Weiteren ist entscheidend, wie viel Sonnenlicht die Pflanzen ausgesetzt waren. Nitrat kann mit Hilfe von Sonnenlicht abgebaut werden. Daher hat **Treibhausgemüse** grundsätzlich einen höheren Nitratgehalt als **Freilandgemüse**. Achten Sie daher beim Kauf auf Freilandware!

Nitrat als solches gilt als unbedenklich. Allerdings wird Nitrat unter Einfluss von **Wärme** in Nitrit umgewandelt. Nitrit verbindet sich gern mit Aminen (Eiweiß), wodurch sogenannte **Nitrosamine** entstehen. Sie stehen im Verdacht, kanzerogen zu wirken. Diese Nitritbildung kann sowohl bei der Verarbeitung und Zubereitung von Lebensmitteln als auch im Organismus entstehen.

Allerdings ist dies kein Grund, vollständig auf nitratreiche Gemüsesorten zu verzichten. Denn man weiß heute, dass die Bildung der Nitrosamine im Körper blockiert werden kann, wenn gleichzeitig Vitamin C, E oder A oder Beta-Carotin aufgenommen wird.

Das Risiko einer Nitrosaminbelastung stellt sich bei dem Genuss der in diesem Buch ab Seite 91 enthaltenen Smoothies nicht, denn durch die geschickte Auswahl von nitratarmem Obst und Gemüse wird der Nitratgehalt insgesamt reduziert. Gleichzeitig liefert das frische Obst und Gemüse unserer Smoothies reichlich »Schutzstoffe« wie Vitamin C (z.B. Äpfel, Birnen, Grapefruits), Vitamin A und Beta-Carotin (z.B. in Mangos, Papayas, Karotten) sowie Vitamin E, das in Avocados, Chia- oder Hanfsamen zu finden ist.

OXALSÄURE

Oxalsäure entsteht im Stoffwechsel von Mensch und Tier bei verschiedenen Abbauprozessen. Zusätzlich nehmen wir Oxalsäure über pflanzliche Lebensmittel auf.

Oxalsäure gehört zu den Inhaltsstoffen in Lebensmitteln, die die Bioverfügbarkeit von Mineralstoffen aus den Lebensmitteln verschlechtern. Das bedeutet, dass Oxalsäure gerne

Verbindungen mit Kalzium, Magnesium oder Eisen eingeht. In dieser komplexen Form stehen diese Mineralstoffe dem Organismus dann nicht mehr zur Verfügung. **Oxalsäurereiche Lebensmittel** sind z. B. Rhabarber, Spinat, Mangold, Rote Bete, Kakao, Sauerampfer und schwarzer Tee.

Der Gehalt an Oxalsäure ist u. a. abhängig vom Wachstumsstadium der Pflanze. Er ist in älteren Rhabarberstangen höher als in jungen, zarten Stielen. Das gilt auch für Babyspinat. Bei Spinat jedoch wurde beobachtet, dass die Oxalsäurewerte der Pflanzen bis Juni stark ansteigen und danach abfallen. Der Grund hierfür ist, dass sich in trockeneren Perioden mehr Oxalat in den Pflanzen ansammelt als bei Regen. So verfügt der Sommerspinat über etwa 30 Prozent mehr an Oxalat als der Herbstspinat, wie aus einer Untersuchung hervorgeht.

Spinat & Co. enthalten jedoch neben der Oxalsäure zahlreiche andere wertvolle Inhaltsstoffe, die nicht zu verachten sind. Deshalb sollte auch nicht grundsätzlich auf Oxalsäure-haltige Lebensmittel verzichtet werden. Wechseln Sie einfach verschiedene Gemüsesorten immer wieder durch. »Die Dosis macht das Gift«!

Die Empfehlung lautet daher, Oxalsäure-haltige Lebensmittel in kleinen Mengen mit anderen Zutaten zu mischen und daraus Säfte und Smoothies zuzubereiten. Lassen Sie sich von den Smoothie-Rezepten ab Seite 91 in diesem Buch verführen und probieren Sie nach einer Weile ruhig selbst aus, welche Kombinationen Ihnen schmecken.

PESTIZIDE

Pestizide werden häufig beim Anbau von Obst und Gemüse zum Schutz gegen Schädlingsbefall eingesetzt. Doch was Obst und Gemüse schützt, muss nicht zwangsläufig auch den Menschen schützen. Eher das Gegenteil ist der Fall: Diese Pestizide wirken sich häufig nachteilig auf die menschliche Gesundheit aus.

Es ist empfehlenswert, nach Möglichkeit **Bio-Produkte** einzukaufen und zu verwenden. Auch wenn es manchmal etwas teurer ist, lohnt es sich, denn die Schadstoffbelastung in biologisch angebautem Obst und Gemüse ist signifikant geringer als bei konventionell angebauter Ware. Außerdem kann man auf diese Weise sicher sein, dass keine chemischen Spritzmittel eingesetzt wurden. Bioware gibt es mittlerweile in fast allen Supermärkten und sogar in Discountern. Frisch vom Bauernmarkt schmeckt es trotzdem am besten!

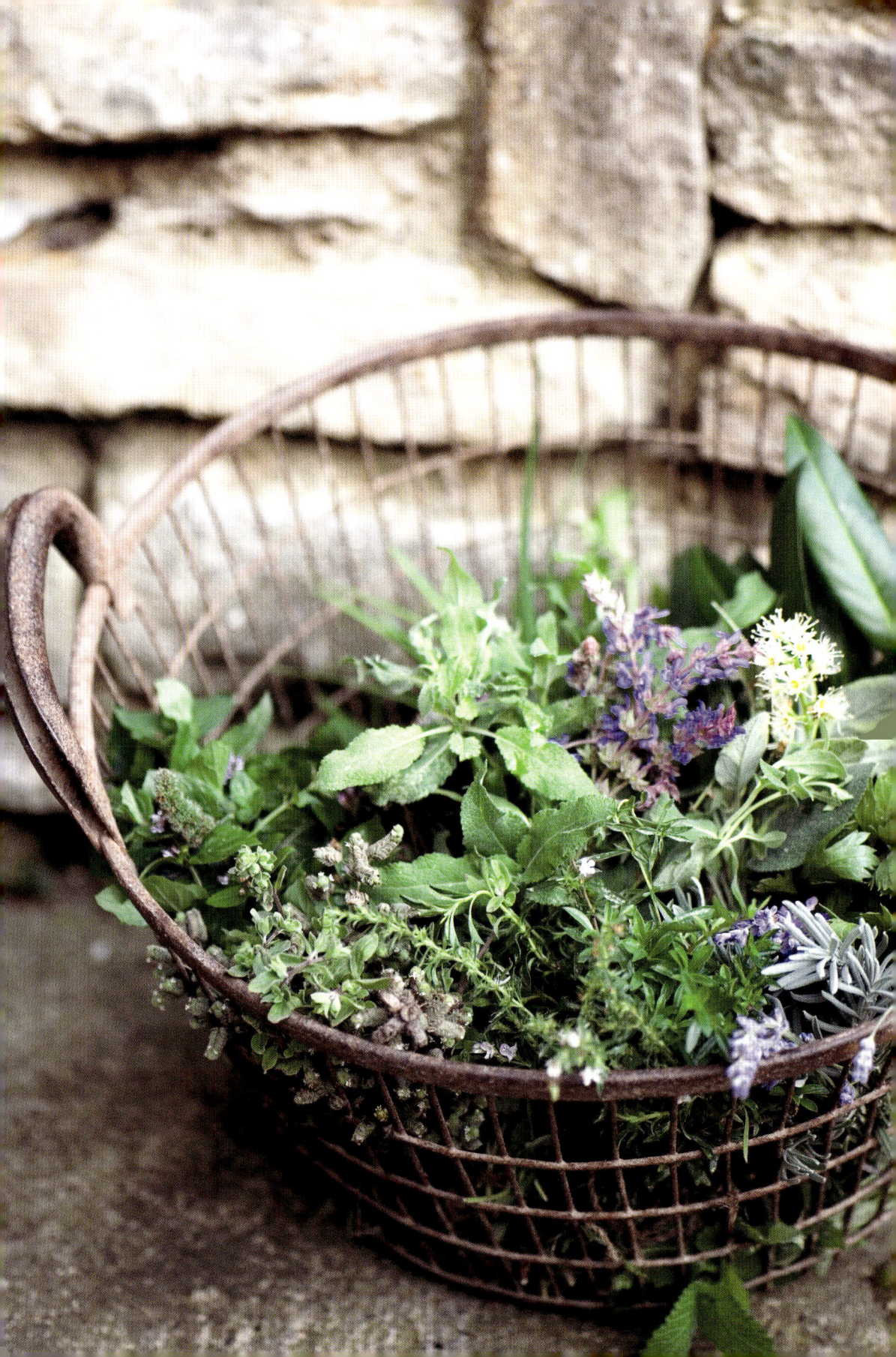

GRÄSER UND KRÄUTER

Pflanzen umgeben den Menschen schon seit Urzeiten. Seit Jahrhunderten wissen wir aus ihnen Nutzen für unsere Gesundheit zu ziehen. Trotzdem wurden viele Gräser und Kräuter lange Zeit nicht wertgeschätzt. Viele Pflanzen, die unbeachtet am Wegesrand wachsen oder als »Unkraut« in unseren Gärten bekämpft werden, sind essbar. Es lohnt sich, beim nächsten Spaziergang genauer hinzuschauen und beim Unkrautzupfen vielleicht einmal zu probieren.

Hochwertige Wildkräuter

Besonders Wildkräuter bieten Nährstoffe in konzentrierter Form, wie z.B. **Petersilie** mit reichlich Vitamin C und Kalzium oder **Brunnenkresse** mit Schwefel, Eisen und Jod. Dolden- und Lippenblüter wie **Giersch, Gundermann oder Taubnessel** lassen Speisen bekömmlicher werden. Insbesondere Menschen mit empfindlichem Magen profitieren davon.
Wer Gräser und Kräuter für sich neu entdeckt, sollte zunächst unbedingt mit nur kleinen Kräutermengen starten und schrittweise die Menge erhöhen.

Mit dem Trend zu heimischen Lebensmitteln und biologisch Angebautem wächst heutzutage auch wieder der Sinn zum Eigenanbau und Selber-Sammeln. Vielfältig einsetzbar bereichern Pflanzen und Kräuter die heimische Küche, ob zum Verfeinern von Speisen oder als eigenständige Mahlzeit.

Gerstengras

Schon früh erkannten die Naturvölker die besonderen Kräfte von Gerstengras, denn jungen Blätter enthalten ausgesprochen viele Vitamine, Mineralstoffe, Spurenelemente und sekundäre Pflanzenstoffe.

Herausragender gesundheitlicher Wert

Es gibt wohl kaum eine Pflanze, die über ein so **großes Reservoir an Chlorophyll, Vitaminen, Mineralien und Spurenelementen, Enzymen und Bioflavonoiden** verfügt wie Gerstengras. Dies stellte der japanische Forscher Dr. Yoshihide Hagiwara vor gut 40 Jahren fest, indem er mehr als 250 chlorophyllhaltige Pflanzen analysierte.
Die Kombination und Zusammensetzung der wertvollen Inhaltsstoffe machen Gerstengras zu einem äußerst wertvollen Lebensmittel, welches einen guten Beitrag zu einer ausgewogenen, gesunden Ernährung leistet.

Wirkt entsäuernd und reinigend

Gerstengras wirkt aufgrund seines hohen Mineralstoffanteils stark **basisch** und unterstützt somit die **Entsäuerung und Entschlackung** des gesamten Organismus. Daher ist Gerstengras bzw. Gerstengrassaft besonders gut geeignet, das Säure-Basen-Gleichgewicht auszugleichen.
Täglich sind wir einer Vielzahl von Schadstoffen ausgesetzt. Der Organismus kann diese aber nur z. T. ausscheiden. Die Fähigkeit zur Ausscheidung hängt einerseits stark von der individuellen Konstitution ab, andererseits von der Stärke der Belastung. Gerstengrassaft oder -pulver unterstützt den Körper beim Ausleiten von Giftstoffen und Schwermetallen, wie z.B. Cadmium, Blei, Arsen und Quecksilber. Gleichzeitig hilft es beim **Aufbau** von Zellen und Gewebe und kann so **vor krebserregenden Stoffen schützen**.
Und das Beste: Gerstengras kann man selbst im Gar-

49

GERSTENGRAS SELBST ANBAUEN – SO FUNKTIONIERT ES

1 Die Gerstengrassamen (Sprießkorngerste) für ca. 5 Minuten in Wasser einweichen, abgießen, abtropfen lassen und in ein Sprossenglas geben. Anschließend 12 Stunden luftig und abgedunkelt stehen lassen. Diesen Prozess 2-3-mal wiederholen.

2 Wenn die Gerstengrassamen zu keimen anfangen, kann man sie in die Erde einpflanzen. Möchte man sie auf der Fensterbank wachsen lassen, nimmt man am besten einen Schuhkarton, legt diesen mit einer Plastikfolie aus und gibt darauf eine ca. 3 cm dicke Schicht Erde. Die Samen drückt man von oben fest in die Erde hinein.

3 Die ersten 3 Tage im Dunklen stehen lassen und für ausreichend Belüftung sorgen. Alle 12 Stunden wässern, so dass die Erde feucht, aber nicht nass ist.

4 Nach 3 Tagen an die Fensterbank stellen, damit Tages- bzw. Sonnenlicht an das Gerstengras kommen kann.

5 Wenn das Gerstengras ca. 15 cm hoch ist, kann es geerntet werden. Das Gerstengras frisch abschneiden und z. B. zu Salat, Dips, kalten Speisen oder Smoothies geben.

ten oder auf der Fensterbank anbauen (siehe Kasten oben). Hierzu sollte man keimfähige Gerstengrassamen (Saatkörner) verwenden. Diese werden im Handel u. a. als »Sprießkorngerste« angeboten.

Gute Alternative: Gerstengraspulver

Wer die Arbeit scheut oder keinen grünen Daumen hat, sollte auf fertiges Gerstengraspulver ausweichen. Sicherlich enthält das frisch angebaute Gerstengras mehr Vitamine, doch auch bei der Herstellung von Gerstengraspulver wird auf schonende und werterhaltende Verarbeitung Wert gelegt. Dabei wird das Gerstengras zum Zeitpunkt der optimalen Nährstoffdichte geerntet, gepresst und bei ca. 35 °C, unter Ausschluss von Sauerstoff, getrocknet, oder es wird gefriergetrocknet, um möglichst viele der wertvollen Nährstoffe zu erhalten.

FÜR KALTES, SMOOTHIES UND GETRÄNKE Das Pulver kann in Salate und andere kalte Speisen gemischt oder in Wasser angerührt werden. Besonders gern wird es in Smoothies sowie Soja- oder Reismilch eingerührt. In dieser Form wird es auch von Kindern ganz gern getrunken.

Man sollte vermeiden, Gerstengraspulver in heiße Speisen oder Getränke einzurühren, da hier ein großer Teil der Inhaltsstoffe, wie z. B. Enzyme, zerstört wird. Alternativ kann man das Wasser abkochen und lauwarm abkühlen lassen.
Als ungeeignet hat sich erwiesen, Gerstengraspulver in saure Säfte wie Grapefruit- oder Zitronensaft einzurühren. Die Säure bewirkt, dass die enthaltenen Enzyme des Gerstengraspulvers ihre Aktivität relativ schnell einstellen.

Brennnessel

Die Brennnessel kommt in unserer Gegend recht häufig vor und ist ein echtes Powerkraut, reich an **Eisen, Vitamin C und Chlorophyll.** Sie gedeiht üppig in stickstoffreichen Böden, in der Nähe von Häusern, an Zäunen, Schuttplätzen und Gräben.

Ein echtes Heilkraut

Die Brennnessel bietet einen großen Anwendungsbereich in der Heilkunde. Sie ist eine der wichtigsten Heilpflanzen zur **Vermeidung von Blutarmut und Eisenmangel**, gilt als **Anregungsmittel für Leber, Bauchspeicheldrüse, Darm und Galle.** Viele Insider schwören auf eine Brennnesselkur im Frühjahr. Sie gibt dem Körper nach dem langen Winter einen richtigen Stoß hinein in den Frühling und kann sehr gut **entschlacken und entgiften.**

Die Brennnesselkur

Im frisch ausgepressten Saft steckt die ganze Kraft der Vitalstoffe dieser Pflanze. Eine **Kur mit dem Saft der Brennnessel** ist in der Volksheilkunde seit alters her bekannt und beliebt.
Der Saft sollte dabei im Verhältnis 1:5 mit Wasser verdünnt werden. Brennnesselsaft lässt sich im Haushalt leider nur sehr schwer herstellen. Hierzu ist es unbedingt erforderlich, einen guten Entsafter zu verwenden. Allein mit dem Mixer oder Pürierstab erhält man keinen reinen Saft. Wer Wildkräuter-Säfte einsetzen möchte, findet hochwertige Säfte ohne Zusatzstoffe in gut sortierten Reformhäusern.

Brennnesselblätter als Blattgemüse

Sie können aber auch Smoothies mit einer Handvoll frischen Brennnesselblättern ergänzen. Auch zu empfehlen ist es, die frischen jungen Blätter wie Spinat zuzubereiten und dazu ein Spiegelei zu servieren. Schon hat man ein preiswertes und durch und durch gesundes, vitamin- und mineralstoffreiches Mittagessen für die ganze Familie.
Und keine Sorge, sowohl beim Mixen als auch beim Kochen werden die Härchen, die für das »Brennen« der Brennnesseln verantwortlich sind, zerstört.

Selbst ernten

Zwischen April und September kann man **Brennnesselblätter** selbst sammeln. Verwenden Sie Handschuhe oder Küchentücher beim Pflücken. Da sich auch bei Brennnesseln Nitrat anhäuft, sollte man nur die jungen Blätter sammeln. Am besten sucht man sich einen sonnigen Vormittag und pflückt die Pflanzen, wenn sie trocken sind. Nach Regentagen weisen die Blätter einen geringeren Wirkstoffgehalt auf.

Sie können die Blätter schonend trocknen, indem Sie sie in Bündeln umgekehrt an einem schattigen, luftigen und trockenen Ort aufhängen. Getrocknete Brennnesselblätter fein mörsern und in einem luftdichten Gefäß aufbewahren oder frisch gemörsert direkt für Smoothies verwenden.

Brennnesselwurzeln und **Brennnesselsamen** kann man im Herbst ernten. Die Wurzeln waschen, fein schneiden und gut trocknen. Reifen Samen schüttelt man von den Blütenständen auf ein Blatt Papier. Das ist zwar mühsam, aber es lohnt sich! Die Samen schmecken besonders gut in Müslis, Suppen, Quarkspeisen, Dipps und Salatdressings oder einfach auf ein Butterbrot gestreut. Auch in Smoothies kann man die Brennnesselsamen mixen.

Löwenzahn

Schon kleine Kinder kennen den Löwenzahn und freuen sich an den lustigen Pusteblumen, mit denen sie den Samen der Pflanze immer weiter verbreiten. Doch mit zunehmendem Alter lässt diese Begeisterung nach und die meisten Hobbygärtner sehen im Löwenzahn leider nur noch einen lästigen Feind im Gartenbeet.

Auf Wochenmärkten oder in der Natur

Dabei sind Löwenzahnblätter nicht nur eine wunderbare Ergänzung in Salaten, sondern auch in Säften und Smoothies. Manchmal findet man Löwenzahn auf Wochenmärkten oder man sammelt ihn einfach selbst. Hier sollte man wegen des Nitratgehalts wieder nach jungen Blättern Ausschau halten und nicht auf gedüngten Wiesen pflücken.

Für die Verdauung

Neben einem hohen Gehalt an **Kalium** und **Kalzium** zeichnet sich der Löwenzahn auch durch seine **Bitterstoffe** aus. In der Volksmedizin hat er sich heute aufgrund der in Blättern und Wurzeln enthaltenen Bitterstoffe als **Leberreinigungsmittel** einen Namen gemacht.
Als Tee genossen regt er sämtliche Verdauungsorgane sowie den Gallenfluss an und stimuliert darüber hinaus Bauchspeicheldrüse und Milz.

TIPP Wer auch im Winter gerne frische Löwenzahnblätter genießt, sollte im Herbst die Wurzeln ausgraben, in eine Kiste mit sandiger Erde einpflanzen, mit Papier zudecken und an einem kühlen Ort treiben lassen.

Bärlauch

Bärlauch – der große Bruder des Knoblauchs – hat längst schon den Aufstieg in die Gourmetrestaurants geschafft. Wir sollten ihn aber nicht nur wegen seines würzigen Aromas schätzen, sondern vor allem auch wegen seiner stark heilkräftigen Eigenschaften.

Der gesunde Frühlingsbote

Bärlauch zeigt sich bereits im Frühjahr in üppigem Grün in Wäldern und Auen. Sein Name geht auf den Volksglauben zurück, dass Bären nach ihrem Winterschlaf nach ihm suchen wegen seiner reinigenden Wirkung auf Blut, Magen und Darm.
Bärlauch eignet sich aufgrund seiner **entschlackenden und reinigenden Wirkung** tatsächlich besonders gut zur Unterstützung aller Frühjahrskuren. Auch bei der Ausleitung von Amalgam nimmt der Bärlauch dank der blutreinigenden Wirkung einen festen Platz in vielen Therapiekonzepten ein.
Die Blätter enthalten ein schwefelhaltiges **Lauchöl**, das Leber und Galle anregt und den Fettstoffwechsel harmonisiert. Wertvolle **Mineralsalze** und **Schleimstoffe** können die Ausscheidung von Sekreten fördern. Ebenso wie der Knoblauch kann auch Bärlauch **gegen Arterienverkalkung** wirken und den **Blutdruck senken.**

TIPP Um beim Sammeln sicherzugehen, Bärlauch nicht mit den giftigen Maiglöckchen zu verwechseln, zerreibt man am besten ein Blatt zwischen den Fingern: Ein intensiver Knoblauchgeruch zeichnet den Bärlauch aus.

SUPERFOODS

Exotische Früchte, Nüsse, Samen oder Wurzeln findet man als »Superfoods«. Die kleinen Samen, Beeren oder Körner aus fremden Kulturen liefern besonders viele Inhaltsstoffe, die zum Wohlbefinden beitragen.

Erdmandel-Flocken

Erdmandeln, die auch unter dem Namen »Chufas« bekannt sind, sind eine sehr alte Pflanzenart, die bereits im ägyptischen Altertum für ihre ernährungs-physiologisch wertvollen Eigenschaften bekannt war. Im Geschmack ähnelt die Erdmandel der Mandel, aber dann hören die Gemeinsamkeiten auch schon auf. Sie ist nicht verwandt mit Mandeln oder Erdnüssen, sondern gehört botanisch gesehen zu den Zyperngräsern. Zur Herstellung von gemahlenen Erdmandeln verwendet man die Wurzelknolle.

Erdmandeln, auch »Chufas« genannt, kommen vermutlich ursprünglich aus Afrika. Man kann sie ganz zum Knabbern kaufen, sie sind aber auch als Mehl oder Flocken im Handel erhältlich.

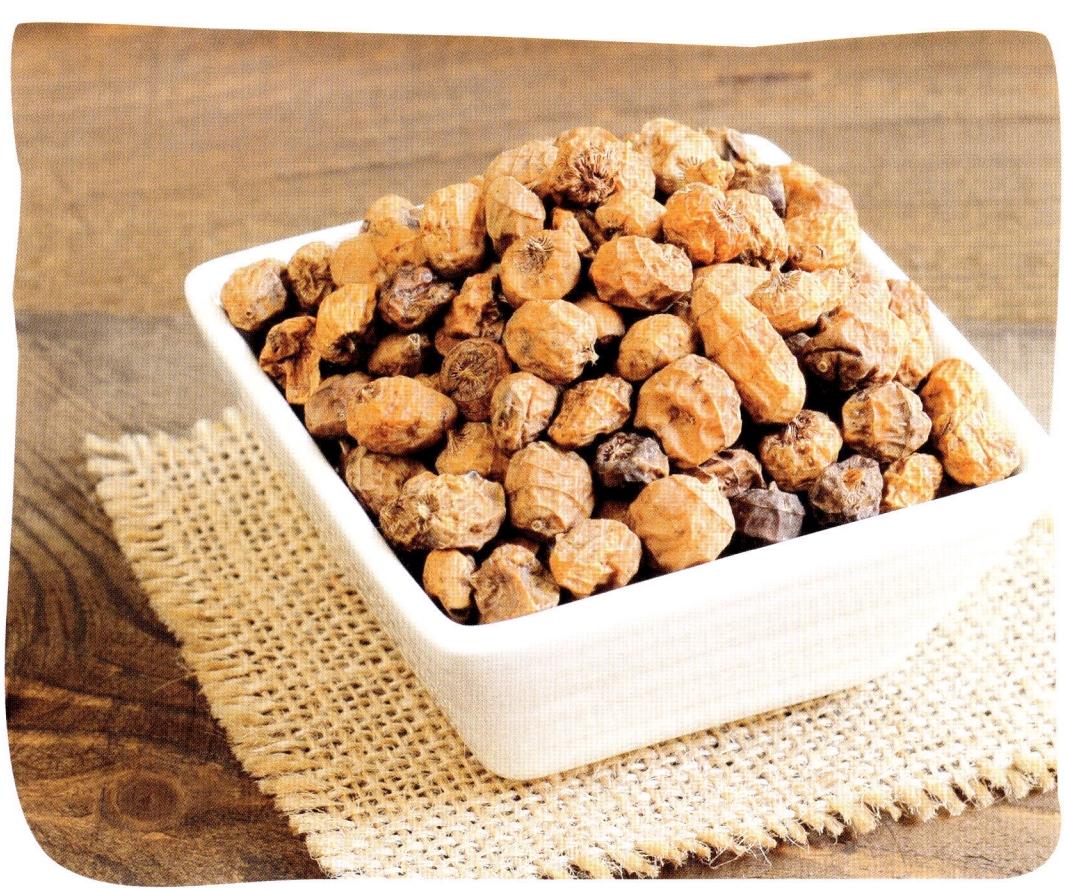

Für rasche Energie und gute Verdauung

Die Erdmandel zeichnet nicht nur ihr über 30%iger Anteil an **Ballaststoffen** aus, sondern sie enthält auch reichlich **ungesättigte Fettsäuren, Mineralstoffe,** wie z.B. Magnesium, Kalzium, Kupfer, Zink, Mangan und Phosphor, und **Vitamin E.** Darüber hinaus sind die natursüßen Erdmandelflocken ein schnell regenerierender Energiespender. Erdmandeln bringen mit ihren Ballaststoffen vor allem Fülle in den Verdauungstrakt, wodurch eine lang anhaltende Sättigung gewährleistet ist. Gleichzeitig beschleunigen die Inhaltsstoffe der Erdmandel die Darmpassage der Nahrung und vermehren das Stuhlvolumen. Für einen aktiven, gesunden Darm brauchen wir viele Ballaststoffe. Gemahlene Erdmandeln kann man pur essen oder zu Smoothies, Joghurt, Müsli oder Rohkost genießen. Besonders gut geeignet sind sie auch zum Backen von Kuchen und Brot.

Geschälte Hanfsamen

Hanfsamen gehören zweifelsfrei zu den ernährungsphysiologisch hochwertigsten Ölfrüchten, da sie sich durch eine ungewöhnlich hohe Nährstoffdichte auszeichnen und Nähr- und Vitalstoffe in einer ausgewogenen Form bieten.

Besonders wertvolle Fett- und Aminosäuren

Hanfsamen sind besonders reich an den für den Menschen **lebenswichtigen mehrfach ungesättigten Omega-3- und Omega-6-Fettsäuren.** Diese beiden Fettsäuren kommen idealerweise auch noch in einem optimalen Verhältnis zueinander vor. Die essenziellen Fettsäuren, insbesondere Omega-3-Fettsäuren, wirken entzündungshemmend und

können bei regelmäßigem Verzehr zur Linderung von entzündlichen Prozessen in Gelenken beitragen. Außerdem stellt Hanf eine der wenigen Ölpflanzen dar, die **Gamma-Linolensäure** enthalten. Diese Fettsäure regt den Stoffwechsel an und sorgt dafür, dass Speicherfett effektiv zur Energiegewinnung freigesetzt und somit schneller abgebaut werden kann. Gleichzeitig unterstützt Gamma-Linolensäure die Natrium-Kalium-Pumpe, die die Zellen mit Nährstoffen versorgt und gleichzeitig Endprodukte aus der Zelle abtransportiert und entsorgt. Toxine, die nicht aus der Zelle abtransportiert werden können, da die Natrium-Kalium-Pumpe nur unzureichend arbeitet, tragen zur Verlangsamung des Stoffwechsels bei. Auch als gesunde Eiweißquelle, nicht nur für Vegetarier und Veganer, sind die kleinen Kraftpakete bestens geeignet. Sie liefern **alle essenziellen Aminosäuren,** die wir zum Aufbau von körpereigenem Eiweiß benötigen. Darüber hinaus enthalten Hanfsamen auch einen hohen Anteil an **B-Vitaminen,** insbesondere B1 und B2, aber auch **Vitamin E, Kalzium, Magnesium, Kalium** und **Eisen.** Aufgrund ihres hohen Mineralstoffanteils haben Hanfsamen, obwohl sie eiweißhaltig sind, eine basenbildende Wirkung. Die Säuren, die beim Verstoffwechseln entstehen, werden direkt durch seine basischen Mineralstoffe abgepuffert.

Chiasamen

Schon die alten Kulturen der Maya und Azteken erkannten die Heilkräfte der unscheinbaren kleinen Körner, der Chiasamen. Ihnen werden u.a. besondere Eigenschaften zugeschrieben, Säuren und Giftstoffe zu binden und auszuleiten.

LEBENSNOTWENDIGE FETTSÄUREN

Zu den essenziellen, also lebensnotwendigen Fettsäuren zählen z.B. die Omega-3-Fettsäuren. Die wichtigsten Vertreter sind: Eicosapentaensäure (EPA), Docosahexaensäure (DHA) und alpha-Linolensäure, die reichlich in Seefisch oder aber auch in pflanzlichen Ölen wie Lein-, Leindotter-, Raps-, Hanf- oder Walnussöl zu finden sind.

Die essenziellen Fettsäuren EPA, DHA und alpha-Linolensäure kann der Körper nicht selbst herstellen. Sie müssen ihm täglich zugeführt werden. Das Problem: In der heutigen Zeit kommt es immer häufiger zur Mangelversorgung – trotz scheinbar ausreichender und guter Ernährung. Falsch verstandene Ernährungshinweise und Werbemaßnahmen verdrängen das Fett immer mehr aus unserer Nahrung. Dabei benötigt unser Körper die essenziellen Fettsäuren für überlebenswichtige Aufgaben.

DIE WIRKUNG DER ESSENZIELLEN FETTSÄUREN

In erster Linie dienen sie zum Aufbau der Zellwände, aber auch als Ausgangsmaterial zur Bildung von Hormonen und Gallensaft. Sie liefern Bausteine für Gehirn, Augen und Keimdrüsen und tragen zur Aufrechterhaltung eines normalen Cholesterinspiegels bei. Außerdem sind sie Grundlage für den Aufbau der Prostaglandine, welche das Kommunikationssystem der einzelnen Zellen untereinander und der Zellorganellen im Inneren der Zelle bilden. Ohne diesen Vorgang würden wir einfach nicht überleben können.

Also: Keine Zelle, kein Organ, keine Drüse oder Gewebeform im Körper kommt ohne essenzielle Fettsäuren aus. Zuerst werden Gehirn und Leber versorgt, dann alle anderen inneren Organe und Gewebeformen und zuletzt unsere Haut. Eine intakte Zellwand schützt vor Infektionen durch Bakterien und Viren. Ein Mangel an essenziellen Fettsäuren schwächt die Zellwand und macht sie durchlässiger, so dass Erreger leichter eindringen können.

TIPP Schönheitspflege wird heute großgeschrieben. Wer auf gute Öle (Fettsäuren) in kosmetischen Cremes und Packungen achtet, damit die Haut geflegt, geschützt und jung gehalten wird, sollte bedenken, sich diese Pflege auch von innen zukommen zu lassen.

Reich an Eiweiß und essenziellen Fettsäuren

Chiasamen enthalten gesunde Nährstoffe, Mineralien und Spurenelemente. Mit einem Proteinanteil von 20 Prozent liefern sie etwa doppelt so viel **Eiweiß** wie andere Getreidesorten. Auch sind sie reich bestückt mit der mehrfach ungesättigten Fettsäure **alpha-Linolensäure.** Aus dieser kann der Körper langkettige Omega 3-Fettsäuren wie z.B. Eicosapentaensäure (EPA) und Docosahexaensäure (DHA) bilden. Chiasamen bringen auch eine gute Portion an Mineralien und Vitaminen mit, wie z.B. Kalzium, Magnesium, Eisen, Zink sowie die Vitamine E und A. Allerdings sollte man die Angaben der Nährwerttabellen realistisch betrachten, denn die Nährwerte beziehen sich meist auf 100 g. Nach der Novel-Food-Verordnung soll die tägliche Verzehrmenge von 15 g Chiasamen (= 2 EL) nicht überschritten werden.

Chiasamen sind überdurchschnittlich reich an **Ballaststoffen** und **Antioxidanzien.** Besonders wertvoll sind auch die **löslichen Ballaststoffe** der Chiasamen. Sie können den Abbau von Kohlenhydraten verlangsamen. Dadurch ist Chia in der Lage, den menschlichen Körper über einen längeren Zeitraum mit Energie zu versorgen. Und sie halten länger satt.

Enorme Quellfähigkeit

Der hohe Ballaststoff-Gehalt trägt dazu bei, dass die Samen innerhalb weniger Minuten auf das 9- bis 12-Fache ihres eigenen Gewichts an Flüssigkeit aufnehmen können. Das Volumen der Nahrung vergrößert sich und die Verdauung wird zugleich gefördert. Wenn Chiasamen im rohen Zustand verzehrt werden, sollte unbedingt darauf geachtet werden, ausreichend Flüssigkeit aufzunehmen.

Gojibeeren

Gojibeeren sind meist in getrockneter Form im Handel erhältlich. Sie üben auf Wissenschaftler sowie Ernährungsexperten vor allem deshalb eine große Faszination aus, da sie ein ausgesprochen hohes Maß an diversen wertvollen Inhaltsstoffen aufweisen. Insbesondere die **Phytonährstoffe** und Antioxidanzien in Form von **Lutein** und **Zeaxanthin** sind hier zu nennen, die für ein gesundes Nervensystem und gute Augen unentbehrlich sind.

Des Weiteren zeichnen sich Gojibeeren durch hohe Konzentrationen an **Vitamin C,** einem **Vitamin-B-Komplex** bestehend aus Vitamin B1 und B2 und **Vitamin E** aus. Auch **hochwertiges Eiweiß, essenzielle Fettsäuren, 21 Spurenelemente, Eisen, Kupfer, Magnesium, Beta-Sisterol, Cyperone, Betaine** sowie **Polysaccharide** konnten in Gojibeeren nachgewiesen werden. Die Polysaccharide können sehr wirkungsvoll die Entgiftung unterstützen. Doch nicht nur zur Entgiftung kann die Beere beitragen.

Gojibeeren halten jung

Gijobeeren werden zur Förderung der Gesundheit und Stärkung der Abwehrkräfte eingesetzt. Sie sind aber auch in der Kosmetik wegen ihrer Anti-Aging-Eigenschaften geschätzt. Denn sie können durch ihre antioxidativen Eigenschaften zellschützend wirken und den Alterungsprozess verlangsamen.

Aroniabeere

Keine heimische Beere kann es bezüglich der Inhaltsstoffe mit der Aroniabeere aufnehmen. Neben den primären Pflanzenstoffen wie Vitamine, Mineral- und Ballaststoffe zeichnen sich Aroniabeeren durch ihren hohen Gehalt an sekundären Pflanzenstoffen, den **Polyphenolen,** aus (siehe Übersicht auf Seite 34).

Vielseitig gesund

Polyphenole wirken meist antioxidativ und gelten als gesundheitsfördernd. In der Gruppe der Polyphenole sind viele Pflanzenstoffe zusammengefasst, zu denen auch die Anthocyane gehören. Sie sind in großen Mengen in der Aroniabeere enthalten. Anthocyane können die Körperzellen vor freien Radikalen schützen und die Zelloxidation verlangsamen. Sie können gefährliche Fettablagerungen in Blutgefäßen vermindern und damit der Arteriosklerose vorbeugen. Früchte mit hohem Polyphenol-Gehalt werden von Allergikern häufig besser vertragen, da die Polyphenole mit den allergieauslösenden Eiweißen eine Verbindung eingehen können, wodurch das schädliche Allergen neutralisiert wird.

Chlorophyll

Ein gesunder grüner Smoothie besteht zu 60 Prozent aus reifen Früchten und zu 40 Prozent aus grünem Blattgemüse und Wasser. Grünes Blattgemüse enthält mehr wertvolle Nährstoffe als jede andere Nahrungsmittelgruppe.

Pflanzenfarbstoff mit zentraler Bedeutung

Besondere Bedeutung kommt dem Chlorophyll, dem grünen Pflanzenfarbstoff der Blätter, zu. Chlorophyll verleiht den Pflanzen die grüne Farbe, und sie bietet gleichzeitig durch ihre Fähigkeit zur sogenannten Photosynthese die Grundlage für die Herstellung von Kohlenhydraten. Ohne Chlorophyll gäbe es weder Zucker noch Honig, keinen Reis, keine Kartoffeln, kein Getreide, kein Brot und keine Nudeln.

Je grüner, desto gesünder

Bei der Photosynthese werden Kohlendioxid und Wasser mit Hilfe von UV-Strahlen und Chlorophyll in Kohlenhydrate umgebaut. Chlorophyll transportiert die UV-Strahlen in das Innere der Pflanze, und die Pflanze kann wachsen und gedeihen.
Je mehr Chlorophyll eine Pflanze besitzt, desto höher

ist ihr gesundheitlicher Nutzen. Chlorophyll ist in Bezug auf seinen chemischen Aufbau fast identisch mit dem roten Blutfarbstoff Hämoglobin und wird daher auch gern als »grünes Blut« bezeichnet. In Untersuchungen wurde nachgewiesen, dass Chlorophyll sogar einen positiven Effekt auf die Bildung von roten Blutkörperchen im Knochenmark hat.
Darüber hinaus kann Chlorophyll die Leber, Nieren und das Verdauungssystem beim **Ausleiten von Toxinen,** wie z. B. Pestiziden, Schwermetallen oder Aflatoxinen, die wir mit unserer industrialisierten Ernährung unweigerlich aufnehmen, unterstützen. Als nützlicher Nebeneffekt kann Chlorophyll **antioxidativ** wirken, das **Immunsystem schützen** und **entzündungshemmend** wirken.
Chlorophyll findet man reichlich in dunkelgrünem Blattgemüse und Wildkräutern, wie z. B. Löwenzahn, Brennnessel oder Sauerampfer.

Gründlich kauen und zerkleinern

Um ausreichend von den Inhaltsstoffen des grünen Gemüses profitieren zu können, ist es wichtig, ausgiebig und gründlich zu kauen, denn die Faserbestandteile umschließen das Chlorophyll in einem festen Verbund. Tatsächlich nehmen wir uns allerdings häufig nur wenig Zeit zum Essen und Zerkleinern der Nahrung lassen. Gestresst schlingen wir die Mahlzeit hinunter oder essen abgelenkt vor dem Fernseher. Wir widmen unseren Mahlzeiten nicht die nötige Aufmerksamkeit. Großer Vorteil der Smoothies: Wenn grünes Blattgemüse fein zerkleinert wird, können wir in den vollen Genuss der Inhaltsstoffe kommen. Denn beim intensiven Mixen werden sie besser aufgeschlossen und freigesetzt und stehen dem Organismus dann in höherer Konzentration zur Verfügung.

BITTERSTOFFE

Sauer macht lustig und bitter hält gesund. So oder so ähnlich lautet eine alte Volksweisheit. Doch leider schlagen wir meist gut gemeinte Tipps in den Wind und nehmen hauptsächlich süße und milde Nahrungsmittel zu uns. Dabei könnte die Rückkehr zu den ursprünglichen Geschmacksstoffen nicht nur zu mehr Gesundheit, sondern auch zu einer schlankeren Taille führen.

Kleine Abnehmhelfer

Schon vor Jahrtausenden haben unsere Vorfahren die wohltuenden Wirkungen von Pflanzen und Kräutern einzusetzen und zu schätzen gewusst. Heute enthalten Gemüse und Salate nicht nur weniger Vitamine als früher, sondern auch weniger Bitterstoffe. Diese magenfreundlichen Inhaltsstoffe vieler Pflanzen findet man heute meist nur noch in alkoholischen Kräuterauszügen oder in Form von Aperitifs. Schade eigentlich, denn die bitteren Geschmacksstoffe wärmen den Körper, heizen Verdauung und Stoffwechsel an und können somit das Abnehmen erleichtern.

Bitterfrei durch Züchtungserfolge

Der Verlust der Bitterstoffe in den Nahrungsmitteln hat dazu beigetragen, dass unsere Geschmacksnerven längst verkümmert sind und das Verlangen nach milden, süßen Nahrungsmitteln stetig wächst. Die Nahrungsmittelindustrie hat den Lauf der Zeit schon lange erkannt und aus den Gemüsesorten, die einst einen hohen Anteil an Bitterstoffen enthielten, die bitteren Komponenten systematisch durch Neuzüchtungen entfernt. Das Ergebnis sind Gemüsesorten mit einem geringen bzw. ohne Anteil an Bitterstoffen. Die Folge: Die ehemals natürliche »Essbremse«, ausgelöst durch die Bitterstoffe, funktioniert nicht mehr so gut wie früher. Schlimmer noch: Der süßere Geschmack weckt sogar die Lust auf mehr. Dieser Ernährungstrend hat für die Bevölkerung unübersehbare Folgen: Übergewicht, Verdauungsschwächen, Sodbrennen, Völlegefühl und Stoffwechselkrankheiten. Dabei kann die Natur in diesen Fällen so gut helfen.

Bitter kurbelt den Stoffwechsel an

Durch ihren intensiven Geschmack sind die Bitterstoffe dafür verantwortlich, dass die Produktion von Speichel- und Verdauungssäften rasch einsetzt. Das Sättigungsgefühl wird somit beschleunigt und wir fühlen uns schneller satt. Darüber hinaus aktivieren die Bitterstoffe die Verdauungsdrüsen wie Leber, Galle und Bauchspeicheldrüse, wodurch die Verdauung schneller und gründlicher abläuft. Ohne die bittere Verdauungsanregung hingegen wird der Darm träge.

Die Körperabwehr sitzt im Darm

80 Prozent aller Immunzellen haben ihren Hauptwohnsitz im Darm. Daher ist für ein gut funktionierendes Immunsystem ein gesunder Darm unabdingbar. Der Darm selbst beheimatet Milliarden von Mikroorganismen, die die Darmflora bilden. Diese Mikroorganismen erhalten freie Kost und Logis und verarbeiten als Gegenleistung die Nahrung. Sie produzieren dabei wichtige Nährstoffe, verdrängen

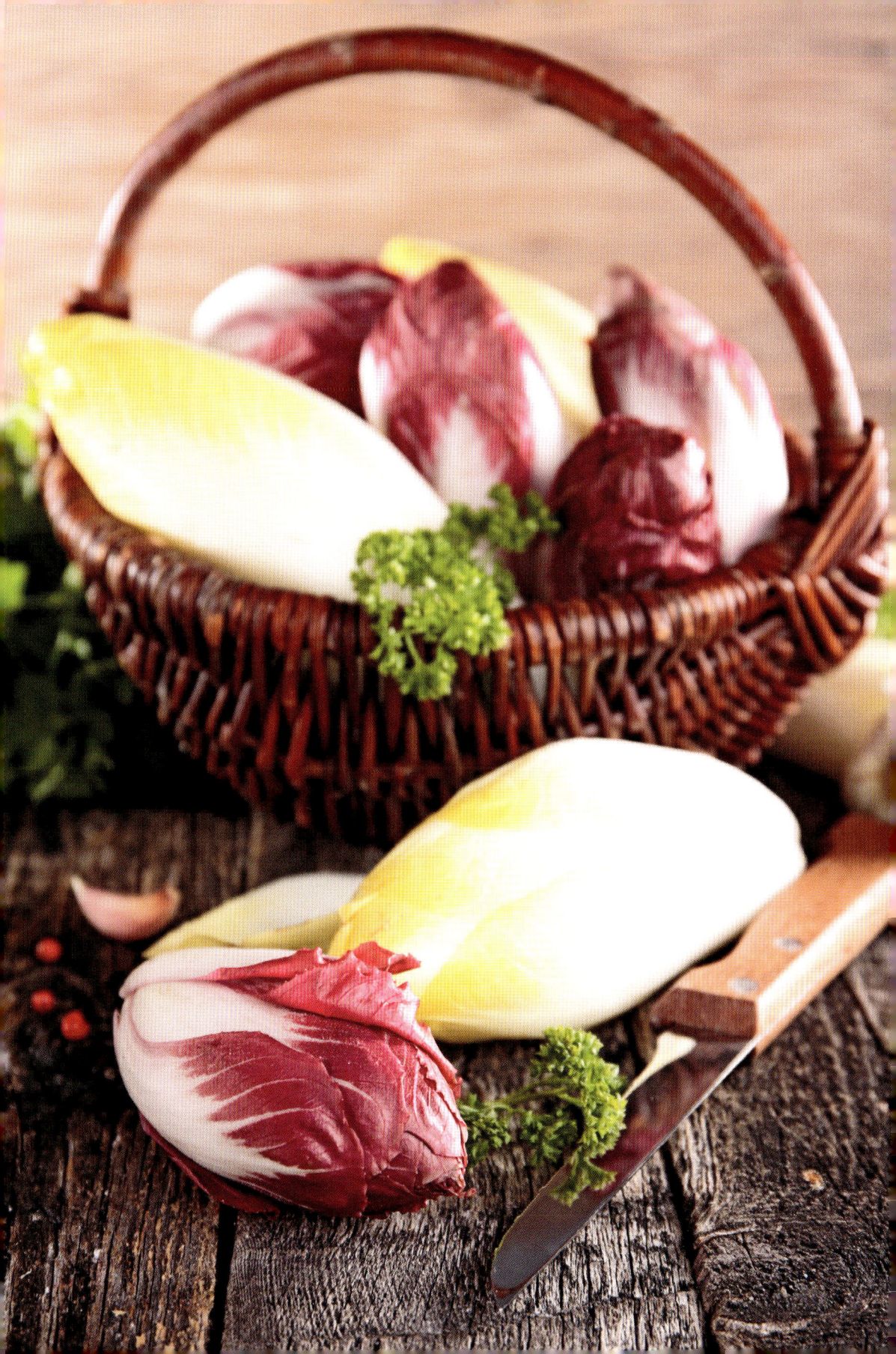

Krankheitserreger und unterstützen damit aktiv das Immunsystem. Medikamente wie Antibiotika und Cortison oder Hormone und Schadstoffe aus der Nahrung bzw. Umweltgifte können die Darmflora schädigen, indem sie »gute« Darmbakterien abtöten. Ist die Darmflora erst einmal beschädigt, gerät der Darm völlig aus dem Gleichgewicht. Krankmachende Mikroorganismen können sich ausbreiten und legen den Grundstock für einen idealen Nährboden für Pilze und Parasiten.

Diese »schlechten« Mikroorganismen stürzen sich auf die Nährstoffe und rauben dem Körper lebenswichtige Vitamine und Mineralstoffe. Gleichzeitig können Fremd- und Schadstoffe nicht mehr ausreichend abgewehrt werden. Entzündliche Prozesse können die Folge sein. Das Immunsystem bricht unter dieser Last ein, da die Immunzellen im Darm nicht mehr optimal arbeiten können und somit die Abwehrkräfte schwinden. Zeitgleich gelangen Giftstoffe, die sich im Darm stauen, durch die Darmwand in die Blutbahn, wodurch die körperliche Abwehrkraft weiter geschwächt wird.

Bitterstoffe reinigen von innen

Wenn man jetzt verstärkt Kräuter, Wildkräuter und grünes Blattgemüse in der Ernährung einsetzt, entschlackt und entgiftet man leichter, denn die Bitterstoffe helfen, die angefallenen Giftstoffe möglichst rasch wieder aus dem Darm abzutransportieren. Mit ihren bitteren Wirkstoffen und ätherischen Ölen können diese Lebensmittel die Entgiftungsorgane wie z.B. Leber, Galle, Nieren und den Darm anregen und somit von innen reinigen.

Die Gruppen der Bitterstoffe

In der Natur finden wir eine große Zahl an Pflanzen mit unterschiedlichen Bitterstoffen. Der stärkste pflanzliche Bitterstoff ist **Amarogentin** und wird aus **Enzian** gewonnen.

Eine weitere Gruppe der Bitterstoffe, die **»Amara aromatica«** oder **aromatischen Bitterstoffe,** fasst die Pflanzen zusammen, die neben den Bitterstoffen auch **ätherische Öle** in nennenswerten Mengen enthalten. Unterstützt wird die Wirkung der Bitterstoffe durch die spezielle Fähigkeit dieser ätherischen Öle. Sie wirken zusätzlich antiseptisch und haben eine antibakterielle, antimykotische und antiparasitäre Wirkung. Gleichzeitig haben sie einen positiven Effekt auf die Nieren. Sie wirken harntreibend und dadurch reinigend auf das Blut.
Zu den Amara aromatica gehören unter anderem Basilikum, Bohnenkraut, Rosmarin, Quendel, Lorbeer, Estragon, Liebstöckel, Thymian, Benediktenkraut, Engelwurz, Kalmuswurzel, Schafgarbe, Beifuß und Wermut.

Die Pflanzen, die Bitterstoffe mit sogenannten Scharfstoffen enthalten, werden **»Amara acria«** genannt. Sie sind zwar unter den einheimischen Heilpflanzen kaum zu finden, sind uns jedoch trotzdem sehr vertraut, wie z.B. Pfeffer, Ingwer und Galgant. Im Allgemeinen verbessern die **Scharfstoffe** in Verbindung mit den Bitterstoffen die Kreislauffunktion und entlasten den Körper während der Verdauung. Der scharfe Geschmack löst, ähnlich wie der bittere Geschmack, Stagnationen im Körper und unterstützt das Ausscheiden von Giftstoffen. Sie sind daher idealer Begleiter einer gesunden Diät.

Bei der Gruppe der **»Amara adstringentia«** dagegen sind die Gerbstoffe mit ihren **zusammenziehenden**, wundheilenden Eigenschaften tonangebend. Der bekannteste Stoff ist die **Chinarinde.** Durch die stark zusammenziehende Wirkung werden die Schleimhäute angeregt, sich zusammenzuziehen und wieder auszudehnen. Dadurch können Stoffwechselendprodukte aus den Zellen sowie anhaftende Bakterien und Pilze leichter abtransportiert werden. Der Magen-Darm-Trakt wird gereinigt und gleichzeitig angeregt.

Bei den Bitterstoffen **»Amara mucilaginosa«** handelt es sich um **Schleimstoffe**. Hier ist in erster Linie die Heilpflanze **Isländisch Moos** zu nennen. Es kann beruhigend auf die Schleimhaut wirken und liefert lösliche Ballaststoffe, die der gesunden Darmflora als Nahrung dienen.

TIPPS ZUR STEIGERUNG DES BITTERSTOFFGEHALTS IN DER ERNÄHRUNG

- Gemüse und Salate wie z.B. Radicchio, Chicorée, Rukola, Artischocken, Endiviensalat in der täglichen Ernährung einsetzen.
- Häufiger bitterstoffhaltige Obstsorten essen, wie z.B. Grapefruits, Orangen, Zitronen, Pampelmusen.
- Bei der Zubereitung von Speisen vermehrt Gewürze, wie z.B. Ingwer, Galgant, Pfeffer, Kümmel, Senf oder Kardamon, verwenden.
- Smoothies und andere Mahlzeiten mit frischen Kräutern, wie z.B. Thymian, Majoran, Liebstöckel oder Rosmarin, sowie mit Wildkräutern, wie z.B. Sauerampfer, Portulak, Löwenzahn u.v.m., aufwerten.
- Häufiger mal Grünen Tee oder Rotbuschtee trinken.

TIPP Da die Bitterstoffe der Pflanzen gut wasserlöslich sind, kommen sie in unseren Smoothies voll zur Geltung. Chemisch betrachtet sind Bitterstoffe aber eine flüchtige Angelegenheit: Sprudelndes Kochen macht ihnen den Garaus.

EXKURS: KRANKER DARM – LEAKY-GUT-SYNDROM

Unter Leaky-Gut-Syndrom versteht man einen durchlässigen, »undichten« Darm. Viele Menschen leiden darunter, ohne es zu merken bzw. zu wissen. Schließlich tut zunächst gar nichts weh und trotzdem macht es krank. Die ersten Signale des Darms sind Beschwerden wie Blähungen, allgemeine Abgeschlagenheit, Durchfall oder Verstopfung.

Der natürliche Schutz

Normalerweise sind die Zellen im Darm dicht an dicht angelegt und stark besiedelt von unterschiedlichen Darmbakterien, so dass eine undurchdringliche Schranke zum Blutkreislauf entsteht. Die Darmwand übernimmt dabei eine schwierige Doppelfunktion: Sie muss einerseits so durchlässig sein, dass wertvolle Nährstoffe und Flüssigkeiten aus dem Darminneren aufgenommen werden können. Andererseits muss sie aber auch mit Hilfe eines Schutzmechanismus schädliche Krankheitserreger zurückhalten.

Schätzungsweise 300 bis 400 verschiedene Bakterienstämme im Darm produzieren insgesamt 100 Milliarden Bakterien, die die sogenannte Darmflora bilden.

Lücken in der Darmwand

Für die Entstehung des Leaky-Gut-Syndroms gibt es unterschiedliche Ursachen. In den Fokus treten dabei verstärkt unsere Lebensweise und Ernährung.

Der hektische Alltag kombiniert mit dem häufigen Verzehr von industriell verarbeiteten Nahrungsmitteln trägt dazu bei, dass das labile Ökosystem der Darmflora aus dem Gleichgewicht gerät. »Was hat das eine mit dem anderen zu tun?«, könnte man sich fragen. Dabei liegt es auf der Hand. Stress, ob beruflich, privat oder in der Freizeit, ist eine große Herausforderung an unseren Körper. Der Körper arbeitet in Stresssituationen immer auf Hochtouren. Dies bedeutet auch, dass Enzyme und Hormone in größerer Menge produziert werden müssen und ein Mehrbedarf an Energie und Vitalstoffen entsteht. Über industriell hergestellte Nahrungsmittel können wir unserem Körper zwar ausreichend Energie liefern, aber leider nicht die Menge an Vitalstoffen, die er tatsächlich benötigt. Denn ein Großteil der Vitalstoffe wird beim Verarbeitungsprozess leider zerstört. Gleichzeitig enthalten diese Fertignahrungsmittel aber eine Vielzahl an Zusatzstoffen, wie z. B. Süßstoffe, Konservierungsstoffe oder Verdickungsmittel. Diese stellen Gift für die Darmflora dar, da sie die Mikroorganismen töten, so dass Lücken in der dicht besiedelten Darmflora entstehen können.

Nahrungsmittelunverträglichkeiten entstehen

Wenn die Schutzbarrieren des Darms erst einmal durchbrochen sind, ist der Weg zu Nahrungsmittelunverträglichkeiten frei. Wenn der Darm sehr durchlässig ist, können auch noch nicht vollständig abgebaute Nahrungsbestandteile die Barrieren überwinden. Diese werden jedoch in ihrer unvollständig abgebauten Form vom Immunsystem als fremd und schädlich betrachtet und der Körper bildet Abwehrstoffe gegen sie.

Antibiotika zerstören die Darmflora

Weitere mögliche Ursachen für die Durchlässigkeit der Darmwand können häufige Einnahme von Antibiotika oder Infektionen sein. Antibiotika unterscheiden nicht zwischen »guten« und »bösen« Bakterien, d.h., sie zerstören sowohl krankheitserregende Bakterien als auch schützende Keime. Daher ist es so wichtig, nach einer Antibiotikabehandlung den Darm zu unterstützen, damit die Darmflora wieder aufgebaut werden kann. Dies wird allerdings meist aus den Augen verloren, da man sich ja wieder fit und gesund fühlt!

Methoden der Darmreinigung

Die geschädigten Darmwände brauchen die Möglichkeit zur Regeneration. Dies kann am besten mit Hilfe einer Darmreinigung und einer anschließenden Ernährungsumstellung, die mit einer Fastenperiode eingeleitet wird, erreicht werden.
Für die Darmreinigung bieten sich verschiedene Möglichkeiten an, wie z.B. eine Colon-Hydro-Therapie, ein klassischer Einlauf oder eine gründliche Darmentleerung mithilfe von Bitter- oder Glaubersalz.

BEI DER COLON-HYDRO-THERAPIE, die von erfahrenen Therapeuten durchgeführt werden sollte, wird der Darm in mehreren Sitzungen mit Wasser durchgespült und gereinigt.

DER DARM-EINLAUF zählt zu den ältesten Naturheilmethoden überhaupt. Er wird traditionell bei Verstopfung durchgeführt, um den Stuhl im Enddarm aufzuweichen und abzuführen. Der Einlauf wird auch beim Heilfasten eingesetzt, um eine schonende und gründliche Reinigung des Körpers von innen zu erreichen. Er ist ebenso einfach in der Anwendung wie effektiv in der Wirkung und hat sich über Jahrhunderte hinweg bewährt. Einen Einlauf kann man bequem zu Hause durchführen.

MIT BITTER- ODER GLAUBERSALZ ist eine ebenso einfache wie effektive Darmreinigung möglich. Bei Bittersalz handelt es sich um ein Magnesiumsulfat, das stark abführend wirkt.

Anwendung: 20 – 25 g Bittersalz in 250 ml warmes Wasser einrühren. Am besten gleich am Morgen auf nüchternen Magen trinken. Um den Geschmack zu verbessern, kann man das Bittersalz abends schon mit etwas Wasser ansetzen und morgens mit heißem Wasser auffüllen oder etwas Zitronensaft dazugeben.

Darmsanierung mit Smoothies und basischer Ernährung

Nach der Darmreinigung mit Hilfe einer Colon-Hydro-Therapie, eines Einlaufs oder durch Abführsalze schließt sich die Durchführung der schnellen

Smoothie-Diät wunderbar an. Während dieser Zeit können die Darmschleimhäute regenerieren. Danach sind bestimmte Bakterienstämme, wie Bifidobakterien und verschiedene Lactobazillen, wichtig, die die Neubildung von gesunder Darmschleimhaut und den Aufbau der Darmflora zusätzlich fördern. Diese Bakterienstämme können mit entsprechenden Präparaten zugeführt werden. Aber auch pro- und präbiotische Produkte mit unterschiedlichen Bakterienstämmen können das Wachstum pathogener Keime hemmen und den angesiedelten »guten« Milchsäurebakterien als Nahrung dienen.

Die **grünen Smoothies** leisten dazu einen guten Beitrag. Durch das Mixen werden die Nährstoffe so fein zerkleinert und in einer Form geliefert, die leichter von den Verdauungssäften aufgeschlossen werden kann. Zudem enthalten Smoothies reichlich Ballaststoffe, die die Versorgung der verbliebenen Bakterienstämme gewährleisten und deren Vermehrung unterstützen können. Nur in einem optimalen Darmmilieu fühlen sich nützliche Darmbakterien wohl, siedeln sich an und vermehren sich. Im weiteren Verlauf sollte zum stetigen Aufbau der Darmschleimhaut eine **basenreiche, ballaststoffreiche Ernährung** die Basis bilden. Raffinierter Zucker, Zusatzstoffe, Aromen und Weißmehlprodukte sollten weitestgehend gemieden werden.

Vielen Müslis oder Milchprodukten werden Pro- und Präbiotika zugesetzt.

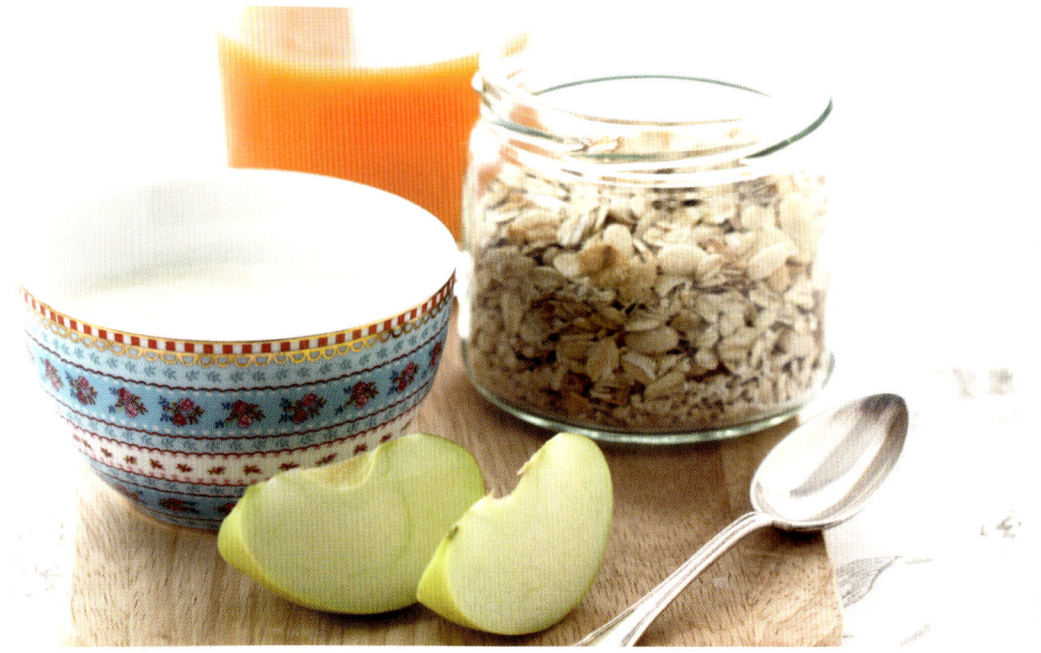

Pro- und Präbiotika

Das Angebot an prä- und probiotischen Nahrungs-mitteln nimmt ständig zu. Vielen Nahrungsmitteln, wie z.B. Müslis, Backwaren oder Milchprodukten, werden bestimmte Milchsäurebakterien oder be-sondere langkettige Ballaststoffe zugesetzt, um den Darm in Schwung zu bekommen, das Immunsystem positiv zu beeinflussen, Durchfallerkrankungen ge-genzusteuern oder das Darmkrebsrisiko zu mindern. Die Wirkungen, die die Werbung verspricht, sind wissenschaftlich umstritten.

»Probiotika« ist griechisch und heißt übersetzt: »für das Leben«. Probiotika sind lebende Bakterien, die in der Regel Milchsäure produzieren. Sie werden Joghurts, Drinks und Milchprodukten zugesetzt. Die Milchsäurebakterien sollen sich auf der Darmwand festsetzen, die Verdauung fördern und krankma-chende Keime verdrängen. Um diesen positiven Effekt für die Darmflora tatsächlich zu erreichen, müssen mehrere Bedingungen erfüllt sein:

- Die probiotischen Milchsäurebakterien in den Produkten müssen in ausreichender Menge überleben, d.h. eine gleichbleibend kühle Lagerung muss gewährleistet sein. Tempera-turschwankungen tragen zum Absterben der Milchsäurebakterien bei.
- Ausreichend »Futter« in Form von Einfachzucker für die Milchsäurebakterien muss zur Verfügung stehen, damit die Milchsäurebakterien in den Lebensmitteln überleben können.

BEACHTE In probiotischen Lebensmitteln sollten bis zu 100 Millionen probiotische Bakterien pro verzehr-fertige Portion enthalten sein. Wie viele tatsächlich drin sind, steht leider nicht auf der Verpackung. Ein weiterer Nachteil: Probiotische Lebensmittel haben häufig einen extrem hohen Anteil an Zucker und anderen Süßungsmitteln, denn Milchsäurebakterien leben ja von Süßem.

»Präbiotika« sind nicht-verdauliche Bestandteile der Nahrung, also Ballaststoffe, die das Wachstum oder die Aktivität von Darmbakterien steigern können, denn sie dienen als Nahrung für bestimmte ansässige Bakterienstämme im Darm. Das bedeu-tet, dass die Präbiotika nur vereinzelte Bakterien-stämme im Darm bedienen können. Meist werden Milchprodukten, Säften oder Müslis die Präbiotika **Oligofructose** oder **Inulin** zugesetzt. Inulin und Oligofructose kommen aber auch in natürlichen Lebensmitteln in unterschiedlichen Mengen vor, wie z.B. in der Zichorienwurzel, der Topinamburknolle, in Schwarzwurzeln oder Pastinaken.

FAZIT Um die Darmflora gezielt aufzubauen, reicht es nicht aus, allein nur Nahrungsmittel mit pro- bzw. präbiotischen Inhaltsstoffen bzw. Zusätzen zu verzehren. Eine Grundvoraussetzung für einen gesunden Darm und eine gesunde Darmflora ist eine Darmreinigung. Im zweiten Schritt muss die Darmflora solide und gezielt aufgebaut werden. Hierbei sollte man reine probiotische Kulturen ohne Zusätze in Pulver- oder Kapselform einsetzen. Fragen Sie Ihren Arzt oder Heilpraktiker bzgl. der Anwendung. Gleichzeitig sollte man sich an eine überwiegend basische Ernährung halten, die reich an Ballaststoffen, Gemüse und Obst ist.

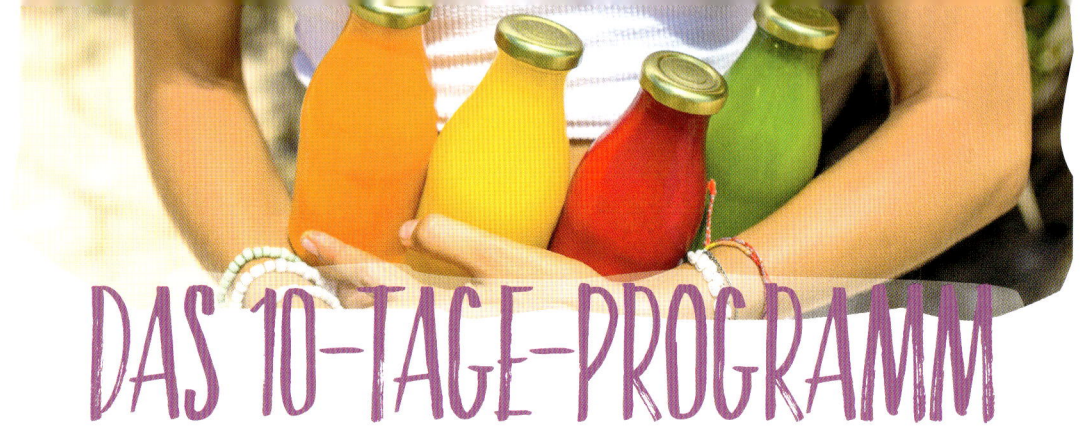

DAS 10-TAGE-PROGRAMM

Die schnelle Smoothie-Diät beginnt mit zwei Entlastungstagen. Wählen Sie dazu am besten ein Wochenende, an dem Sie keine wichtigen Termine, sondern einfach nur viel Zeit für sich selbst haben. Schenken Sie sich an diesen Tagen Ihre ganze Aufmerksamkeit.

Zwei Entlastungstage

Sie sollten auf keinen Fall auf die Entlastungstage verzichten. Diese signalisieren dem Körper, dass eine Umstellung sowohl in Ihrem Alltag als auch in Ihrer Ernährung beginnt. Ohne Entlastungstage würde sich die Umstellungsphase verzögern, und der Körper wird während der Smoothie-Diät u. a. eher mit verstärktem Hungergefühl protestieren. Während der entlastenden Tage stellen sich gleichzeitig auch die Verdauungsorgane auf weniger Nahrung und Arbeit ein. Ein sanfter Start wird also möglich gemacht. Während der Entlastung werden körpereigene Nahrungsdepots langsam geleert und die Grundlage zur Reduzierung der Fettdepots gelegt.

Die Einstimmung auf die Entlastungstage

- Kaufen Sie am Tag zuvor alles ein, was Sie für die nächsten 3 Tage an Lebensmitteln und sonstigen Utensilien benötigen.
- Verzichten Sie ab dem Entlastungstag auf Genuss-mittel wie Kaffee, Alkohol, Zigaretten, süße, fette und salzige Speisen.

- Trinken Sie täglich 2 bis 3 Liter Wasser – am besten eignet sich abgekochtes Wasser (ca. 15 Minuten kochen und abkühlen lassen). Und genießen Sie, wann immer Ihnen danach ist, zusätzlich Kräutertees.
- Beginnen Sie bereits am Morgen der Entlastungs-tage mit kleinen Atem- und Bewegungsübungen bei geöffnetem Fenster. Atmen Sie die frische Luft tief in den Bauch ein und genießen Sie, was Sie fühlen, sehen und hören (siehe auch Seite 79).

Die Darmentleerung

Zu Beginn der Entlastungstage sollte, wie beim Heil-fasten auch, eine Darmentleerung stattfinden. Das hat den Vorteil, dass Nahrungsreste, die sich noch im Darm befinden, schnell ausgeschieden werden kön-nen. Dies ist wichtig, da sich die Darmbewegungen während der schnellen Smoothie-Diät verlangsamen – bedingt durch die verringerte Nahrungsaufnahme. Durch die Verlangsamung können Nahrungsmittel-reste, die sich noch im Darm befinden, leicht gären, was sich negativ auf das allgemeine Wohlbefinden auswirkt. Kopfschmerzen, Blähungen und Hungergefühle können die Folge sein. Es gibt unterschiedliche Möglichkeiten der Darmreinigung zu Hause.:

1 Wenn Sie zu der Kategorie der Menschen gehören, die eine schnelle Verdauung haben oder auch mit empfindlichem Verdauungssystem reagieren, so können Sie mit einem Sauerkrautsaft (ca. 200 ml) erfolgreich die Darmreinigung durchführen.

2 Alternativ bietet sich die Variante mit Glaubersalz an. Diese Möglichkeit ist etwas intensiver und für Personen geeignet, die sich eher schwertun, »etwas herzugeben«. Man nimmt bei dieser Methode ca. 30 g Glaubersalz, löst dieses in ½ Liter warmem Wasser auf und trinkt dies schluckweise in 10 Minuten. Das führt dann in den nächsten Stunden zu durchfallartigen Darmentleerungen.

3 Eine weitere Möglichkeit ist ein klassischer Einlauf, den Sie unter Zuhilfenahme eines Klistierbehälters, den Sie samt Gebrauchsanweisung in der Apotheke erhalten, durchführen können. Der Einlauf kann während der Kur auch immer mal wieder durchgeführt werden.

ETAPPE 1: DIE ZWEI ENTLASTUNGSTAGE

Stellen Sie sich vor, Sie machen sich auf zu einer Reise oder Wanderung, die mehrere Tage dauert und für die Sie mehrere kleinere Etappen einplanen, um an Ihr eigentliches Ziel zu gelangen. Je besser die Reise vorbereitet ist, desto entspannter können Sie diese genießen und desto mehr Eindrücke können Sie für sich mitnehmen. Daher sollten Sie die erste Etappe unserer schnellen Smoothie-Diät so planen, dass Sie einen Zeitraum wählen, in dem Sie es etwas ruhiger angehen lassen können und nicht von einem Termin zum anderen hetzen müssen. Mit jeder Etappe kommen Sie Ihrem Ziel näher. Mit jeder Etappe können Sie sich über Ihre Leistung freuen. Mit jeder Etappe steigt Ihre Vitalität und Ihr Wohlbefinden.

Es geht los

Heute beginnt Ihre schnelle Smoothie-Diät, Sie begeben sich auf die Reise. Freuen Sie sich darauf, sich und Ihrem Körper die nächsten 10 Tage etwas ganz besonders Gutes zu tun. Die Nahrungszufuhr wird langsam reduziert und die Verdauung stellt sich auf eine leichtere Kost um. Vergessen Sie das Trinken nicht! Stellen Sie sich Wasser und Tee griffbereit in Ihre Nähe.

WICHTIG Salz ist lebenswichtig. Wir benötigen es, um unseren Flüssigkeitshaushalt zu regulieren. Dennoch sollten Sie während der Smoothie-Diät den Salzkonsum reduzieren. Denn in dieser Zeit entwässert der Körper am stärksten und die Nieren reagieren mit einer erhöhten Produktion des Hormons Aldosteron. Es verhindert die Natriumausscheidung, d. h. der Körper hält Salz zurück und der Bedarf ist demnach geringer. Trotzdem müssen Sie nicht auf die Würze und den Geschmack verzichten. Jetzt werden die Geschmacksnerven mit frischen Kräutern und Gewürzen verwöhnt.

Tag 1: Der 1. Entlastungstag

Beginnen Sie das große Abenteuer »schnelle Smoothie-Diät«, indem Sie die für sich gewählte Form der Darmentleerung durchführen (siehe Seite 67). Gönnen Sie sich einen entspannten Tag und nehmen Sie sich Zeit für sich. Jeder entspannt anders, dafür gibt es leider kein Patentrezept und jeder hat so seine Vorlieben, sei es ein spannendes Buch zu lesen, mit Freunden zu telefonieren, raus an die frische Luft oder in die Sauna zu gehen. Machen Sie nur das, auf was Sie gerade Lust haben.

FRÜHSTÜCK AMARANTH-MÜSLI

2 EL Amaranth-Flocken	Amaranth-Flocken mit etwas Wasser ca. 5 Minuten einweichen; das Müsli
Wasser	sollte eine breiige Konsistenz haben. Apfel waschen, Kerngehäuse entfernen,
1 Apfel	das Fruchtfleisch raspeln und mit den Flohsamenschalen und eingeweichten
1 TL Flohsamenschalen	Amaranth-Flocken mischen. Wer möchte, gibt noch etwas Zimt dazu.
Zimt nach Geschmack	

DAZU: 250 ml frisch gepresster Gemüsesaft (z. B. Sellerie, Karotte, Gurke oder Rote Bete)

MITTAGESSEN BASISCHE GEMÜSESUPPE

1 Karotte	Gemüse waschen, putzen und klein schneiden.
1/2 Kohlrabi	Das Gemüse in einem Topf mit dem Öl kurz anbraten, mit der Brühe aufgießen
1 kleine Stange Lauch	und ca. 10 Minuten bissfest köcheln lassen.
1 EL Rapsöl	
350 ml Gemüsebrühe	

ZWISCHENDURCH 250 ml frisch gepresster Obstsaft (freie Auswahl)

ABENDESSEN KRÄUTERSUPPE

50 g Kräuter der Saison (z. B. Petersilie, Kerbel, Dill, Estragon …)	Kräuter hacken. Kartoffeln und Zucchini in Scheiben schneiden und mit der Brühe aufkochen. Bei kleiner Hitze ca. 10 Minuten köcheln lassen.
100 g Kartoffeln	Die gehackten Kräuter zugeben und weitere 10 Minuten ziehen lassen.
100 g Zucchini	
250 ml Gemüsebrühe	DAZU 250 ml Gerstengrassaft (alternativ: Gerstengraspulver mit Wasser anrühren; s. auch S. 50)

TIPP Lassen Sie sich Zeit beim Essen und kauen Sie intensiv. Jeden Bissen gut einspeicheln!

Tag 2: Der 2. Entlastungstag

Auch heute können Sie sich einen entspannten Tag gönnen. Nehmen Sie sich nicht zu viel vor und spannen Sie einfach aus. Eine Ernährungsumstellung ist eine große Veränderung für Ihren Organismus. Manchmal können auch Entgiftungserscheinungen wie Kopfschmerzen, Grippesymptome oder Schwindelgefühl auftreten. Das ist ein gutes Zeichen – Ihr Körper setzt Gifte frei und muss schwer arbeiten. Lassen Sie es also langsam angehen. Erlauben Sie Ihrem Körper, sich an die neue Situation anzupassen – durchhalten lohnt sich! Sie werden sehen, wie Sie sich nach und nach wohler fühlen, wie Sie energiegeladener, konzentrierter und wacher werden.

FRÜHSTÜCK KAROTTEN-APFEL-ROHKOST

1 Karotte	Apfel und Karotte waschen, putzen und fein raspeln. Die Raspeln mit etwas
1 Apfel	Zitronensaft beträufeln und mischen.
etwas Zitronensaft	

DAZU 200 ml frisch gepresster Gemüsesaft (freie Auswahl)

MITTAGESSEN TOMATENSUPPE

2 Tomaten	Tomaten kreuzweise einschneiden und mit heißem Wasser überbrühen, häuten
1 Selleriestange	und in Würfel schneiden. Selleriestange waschen, putzen und in feine Ringe
200 ml Gemüsebrühe	schneiden. Tomaten und Sellerie mit der Gemüsebrühe zum Kochen bringen und
1 TL Oregano	15 Minuten bei mittlerer Hitze kochen.
	Die Suppe anschließend mit dem Pürierstab pürieren. Mit Oregano würzen.

ZWISCHENDURCH 200 ml frisch gepresster Gemüsesaft (freie Auswahl)

ABENDESSEN BROKKOLI-AVOCADO-SUPPE

150 g Brokkoli	Brokkoli waschen, putzen und in Röschen teilen. Avocadofruchtfleisch in Würfel
100 g Avocado	schneiden. Die Brühe in einem Topf aufkochen, den Brokkoli einlegen und bei
350 ml Gemüsebrühe	mittlerer Hitze ca. 10 Minuten weich kochen. Anschließend die Avocadowürfel
bunter Pfeffer	dazugeben, die Suppe pürieren und mit geschrotetem Pfeffer würzen.

DAZU 200 ml Gerstengrassaft

TIPP Trinken Sie neben Wasser auch ab und zu Basen-Kräuter-Tee, ohne Milch und Zucker.

ETAPPE 2: DÜNNE SAFT-SMOOTHIES

Tage 3 und 4 mit Saft-Smoothies

Super! Die ersten zwei Tage der schnellen Smoothie-Diät haben Sie mit Bravour gemeistert! Machen Sie sich auf den Weg zur 2. Etappe Ihrer Reise! Am 3. und 4. Tag verwöhnen Sie Ihren Körper über den Tag verteilt mit vier »dünnen« Saft-Smoothies, die Sie frei aus dem Rezeptpool ab Seite 91 wählen können.

Denken Sie bitte auch weiterhin daran, ausreichend zu trinken. Sie brauchen jetzt mindestens 2 Liter reines Wasser. Grüner Tee, Kräutertee oder Ingwerwasser sind neben Wasser die idealen Begleiter in den nächsten Tagen. Es ist wichtig, dass Sie die Entlastungstage wie beschrieben durchgeführt haben, denn dann werden Sie auch an diesen beiden Saft-Smoothie-Tagen keinen Hunger verspüren.

Versuchen Sie, auch in den kommenden zwei Tagen Ruhe- und Entspannungsphasen einzubauen. Unterstützen Sie Ihren Körper auch weiterhin beim Entgiftungsprozess mit etwas Bewegung an der frischen Luft.

FRÜHSTÜCK	MITTAGESSEN	ZWISCHENDURCH	ABENDESSEN
250 ml Saft-Smoothie	250 ml Saft-Smoothie	250 ml Saft-Smoothie	250 ml Saft-Smoothie
Dazu: Tee, Wasser	**Dazu:** Tee, Wasser	**Dazu:** Tee, Wasser	**Dazu:** Tee, Wasser

TIPP Ingwerwasser (heißes Wasser mit einem Stück in Scheiben geschnittener frischer Ingwerwurzel) heizt den Stoffwechsel an und ist ideal für diejenigen, die leicht frieren!

ETAPPE 3: HALBZEIT

Tage 5 bis 7 mit flüssig-sämigen Smoothies

Mit der 3. Etappe haben Sie die Halbzeit unserer schnellen Smoothie-Diät erreicht – Zeit, eine Zwischenbilanz zu ziehen. Die ersten Stolpersteine sind aus dem Weg geräumt und Sie merken sicherlich, wie sich langsam ein behagliches Wohlbefinden einschleicht. Hungergefühl oder Süßverlangen sind kein Thema mehr und von Abgeschlagenheit keine Spur. Sie sind auf einem guten Weg und beginnen nun am 5. Tag mit den ersten cremigeren, gehaltvolleren Smoothies. Suchen Sie sich Rezepte aus dem Rezeptpool ab Seite 100 aus, die Sie ansprechen. In dieser Etappe können Sie drei Smoothies täglich genießen. Seien Sie ruhig kreativ und variieren Sie die Rezepte, wenn Sie Spaß daran haben. Denken Sie jedoch daran, im Idealfall eine Mischung aus Gemüse und Obst zu verwenden, um den optimalen Entgiftungserfolg auch weiterhin zu haben.

Auch die Zubereitung der cremigen Smoothies ist schnell und einfach. Die gewonnene freie Zeit können Sie auch weiterhin für Ihre Entspannung nutzen! Lassen Sie sich inspirieren von den Tipps und Übungen ab Seite 77.

FRÜHSTÜCK	MITTAGESSEN	ABENDESSEN
300 ml flüssig-sämiger Smoothie	300 ml flüssig-sämiger Smoothie	300 ml flüssig-sämiger Smoothie
Dazu: Tee, Wasser	**Dazu:** Tee, Wasser	**Dazu:** Tee, Wasser

ETAPPE 4: ENDSPURT

Tage 8 bis 10 mit cremigen Smoothies und leckeren Low-carb-Gerichten

Endspurt – das Ziel ist in greifbare Nähe gerückt. Die 4. Etappe dient dazu, langsam wieder feste Mahlzeiten in den Speiseplan einfließen zu lassen. Ab jetzt gibt es außer den cremigen Smoothie-Mahlzeiten (Rezepte siehe ab Seite 108) pro Tag eine »normale« Mahlzeit. Wählen Sie hier nach Belieben aus dem Pool leckerer Low-carb-Rezepte ab Seite 112 aus. Das ausreichende Trinken zählt während der Diät mit zu den wichtigsten Begleitern. Und so bleibt es auch während der Aufbauzeit! Trinken Sie mindestens 2 Liter reines Wasser am Tag plus Kräutertee. In den vergangenen Tagen haben Sie Ihren Körper kräftig entgiftet und reichlich mit Vital-stoffen versorgt. Sie haben den Stoffwechsel angeregt, die Fettverbrennung angekurbelt und dem Darm eine Regenerierungsphase gegönnt. Das eine oder andere Kilo hat sich sicherlich auch von Ihnen verabschiedet.

FRÜHSTÜCK	MITTAGESSEN	ABENDESSEN
300 ml cremiger Smoothie	leichte Low-carb-Mahlzeit	300 ml cremiger Smoothie
Dazu: Kräutertee	**Dazu:** Kräutertee	**Dazu:** Kräutertee

Bleiben Sie am Ball

Jetzt haben Sie den Grundstein für eine Ernährungsumstellung gelegt. Bleiben Sie dabei! Legen Sie hin und wieder einen Smoothie-Tag ein, um das erreichte Ziel für Wohlbefinden, Vitalität und Gewicht möglichst lange beizubehalten oder gar auszubauen. Genießen Sie auch weiterhin die leckeren Low-carb-Gerichte ab Seite 112.

DAS TRINKEN WÄHREND DER DIÄT

Ein gesunder Erwachsener sollte normalerweise rund 2 Liter Flüssigkeit in Form von Wasser zu sich nehmen. Während einer Diät ist der Flüssigkeitsbedarf erhöht. Je nach Person und Situation sind 3 Liter realistisch. Aber nicht nur die empfohlene Menge, sondern auch die Getränkeart und -zusammensetzung spielen für die Gesundheit eine große Rolle.

Nur reines Wasser reinigt

Wer meint, dem Flüssigkeitsbedarf seines Körpers mit Kaffee, Limonaden oder Softdrinks gerecht werden zu können, hat leider auf das »falsche Pferd« gesetzt. Der hohe Zuckergehalt und viele unnötige Zusatzstoffe dieser Getränke belasten nicht nur unseren Organismus, sondern sie verhindern auch, dass die aufgenomme Flüssigkeit im Körper weniger Endprodukte aus dem Stoffwechsel binden kann. Dabei ist es die Hauptaufgabe des (getrunkenen) Wassers, verschiedenste Stoffe und Moleküle im Körper nicht nur aufzunehmen und zu verarbeiten, sondern sie vielmehr auch zu transportieren und wieder auszuscheiden. Daher sollte reines, ungesättigtes Wasser die erste Wahl der Getränke sein. Der Mensch besteht zu etwa zwei Dritteln aus Wasser. Wasser wird für die verschiedensten Stoffwechselvorgänge benötigt. Der Mensch kann sehr gut einen Monat ohne feste Nahrung auskommen, ohne Wasser überlebt er jedoch nur wenige Tage. Der gesamte Organismus, alle Organe und Gewebe sind auf Wasser angewiesen und müssen versorgt werden. Wasser ist für unseren Organismus das Lebensmittel Nr. 1 und erfüllt eine Reihe von wichtigen Aufgaben.

Wasser erfüllt lebenswichtige Aufgaben

Viele Vitamine und Zuckermoleküle kann unser Körper erst durch die Verfügbarkeit von Wasser nutzen. Es ist an der Spaltung dieser Stoffe beteiligt, erst dann können sie weiterverarbeitet werden. Es dient als Transportmittel für Nährstoffe im Blutkreislauf und ist mitbeteiligt am Aufbau der Zellen. Weiterhin ist Wasser das »Reinigungsmittel« für die Nieren, die die wertvollen Nährstoffe aus dem Blut herausfiltern und schädliche Endprodukte ausscheiden. Wasser erleichtert den Verdauungsvorgang, entlastet das Bindegewebe und dient als Wärmeregulator der Körpertemperatur.

Tee gleicht Verluste nur bedingt aus

Um den vielfältigen Funktionen und Aufgaben gerecht zu werden, ist eine ausgeglichene Flüssigkeitsbilanz unabdingbar. Unser Körper scheidet täglich große Mengen an Flüssigkeit über Haut und Nieren aus. Zur Aufrechterhaltung eines optimalen Flüssigkeitsniveaus müssen diese Verluste immer wieder ausgeglichen werden. Daher sollte es eine Selbstverständlichkeit sein, unseren Organismus mit ausreichend Flüssigkeit, sprich Wasser, zu versorgen. Tees, insbesondere Kräutertees, enthalten mehr basische Mineralstoffe als Wasser und helfen, anfallende Säuren zu neutralisieren. Sie gleichen aber Flüssigkeitsverluste nur bedingt aus.

Wasser – das Lebensmittel Nr. 1

Wasser ist das wichtigste aller Lebensmittel. Reines, natürliches Wasser fördert und erhält die Gesundheit, unreines und verschmutztes Wasser schadet ihr. Schon im 19. Jahrhundert stellte der Chemiker und Mikrobiologie-Forscher Louis Pasteur fest, dass

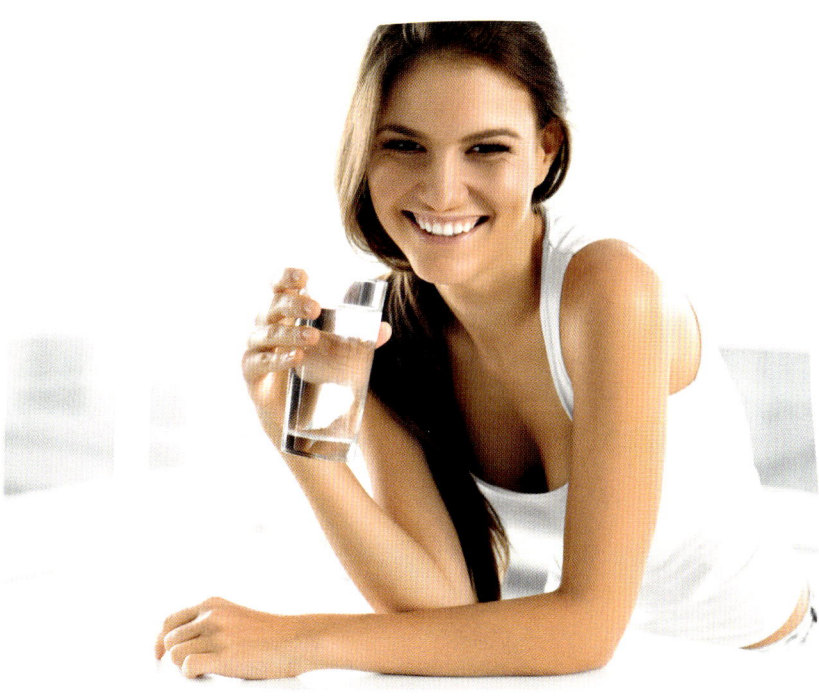

Trinken Sie während der Diät am besten Wasser ohne Kohlensäure – es reinigt am besten von innen.

wir »… 90 Prozent unserer Krankheiten trinken«. Die im Stoffwechsel anfallenden Abbauprodukte müssen aus den Zellen über das Blut abtransportiert werden. Dies funktioniert jedoch nur, wenn diese Giftstoffe bereits in den Zellen von Wasser gelöst und aufgenommen werden. Anschließend können sie durch die Zellmembranen ins Blut übergehen. Dazu bedarf es reinen Wassers, das auch in der Lage ist, Stoffe tatsächlich zu binden. Flüssigkeiten wie Softdrinks & Co. können das leider nicht.

Wasser ist nicht gleich Wasser

Durch die verschiedenen Inhaltsstoffe und Reinheitsgrade kann Wasser sehr unterschiedlich im Körper wirken. Welches Wasser ist das richtige? Mineralwasser, Quellwasser, Tafelwasser, Heilwasser oder einfach nur Leitungswasser? Hier ein Überblick:

- **Natürliches Mineralwasser** stammt aus unterirdischen, vor Verunreinigung geschützten Wasservorkommen. Es ist von ursprünglicher Reinheit und frei von Krankheitserregern. Aufgrund des Gehalts an Mineralstoffen, Spurenelementen und sonstigen Bestandteilen soll es bestimmte physiologische Wirkungen haben.
- **Quellwasser** stammt aus unterirdischen Wasservorkommen und wird über natürliche oder künstlich erschlossene Quellen gewonnen.
- **Tafelwasser** ist kein natürliches Mineralwasser, sondern eine Mischung verschiedener Wässer. Tafelwasser kann zudem weitere Zutaten enthalten, wie etwa Meerwasser, natürliches salzreiches Wasser und Natriumchlorid.

- **Heilwasser** ist kein Lebensmittel, sondern ein Arzneimittel und muss daher von amtlicher Stelle zugelassen werden. Heilwässer besitzen eine besondere Zusammensetzung und können zur Vorbeugung, Behebung oder Linderung von Krankheiten verwendet werden. Ihre Eignung muss wissenschaftlich erwiesen und amtlich anerkannt sein.

Am besten ohne Kohlensäure

Empfehlenswert ist ein kohlensäurefreies, mineralarmes Wasser. Köche schätzen kohlensäurehaltiges Mineralwasser als Zutat für Saucen und Desserts oder beim Backen. Beim Backen kann Kohlensäure z. B. Backpulver ersetzen, da sie einen Gärprozess in Gang setzt, der den Teig locker werden lässt. Fleisch kann man sehr gut in stark kohlensäurehaltigem Mineralwasser fettfrei anbraten. Klingt fremd, aber probieren Sie es einmal aus!

Doch was »des einen Freud, ist des anderen Leid«: Bei kohlensäurehaltigem Wasser handelt es sich um »gesättigtes« Wasser, d.h., es ist nicht mehr in der Lage, andere Stoffe, z.B. Stoffwechselendprodukte, zu binden. Durch die Zugabe von Kohlensäure wird die natürliche Struktur des Wassers zerstört und verschiedene Elemente können sich zu anorganischen Molekülverbindungen vereinigen, was die Aufnahme weiterer Stoffe nicht mehr möglich macht.

Abgekochtes Wasser

Die Empfehlung, abgekochtes, lauwarmes Wasser zu trinken, wird oftmals mit einem Naserümpfen beantwortet und es wird ihr wenig Beachtung geschenkt. Dabei wird abgekochtes, warmes Wasser schon nach der jahrhundertealten Lehre der ayur-vedischen Medizin gern zur Entgiftung getrunken. Das Wasser hierfür mindestens 10 Minuten kochen, in eine Thermoskanne füllen und warmhalten. Durch das Kochen werden Keime, die sich eventuell im Wasser befinden könnten, abgetötet und gleichzeitig verändert sich die Struktur des Wassers. Die Wassermoleküle, die im kalten Zustand eng aneinander gebunden sind und die sogenannten »Cluster« bilden, werden durch das Abkochen auseinandergerissen. Teilweise befinden sich die Wassermoleküle nun allein in der Lösung und sind bindungsfreudig, d.h., sie nehmen andere Stoffe auf und somit auch Giftstoffe, die auf diese Weise besser aus dem Körper abtransportiert werden können. Des Weiteren verbessert sich der Wassergeschmack durch Abkochen und es wird für den Körper besser verträglich, da es von den Zellen besser aufgenommen werden kann.

TIPP Die Wasserflasche sollte während der Smoothie-Diät Ihr täglicher Begleiter sein. Durch Zugabe von Zitronensaft, frischer Minze und anderen Aromaten sowie durch verschiedene Temperaturen lässt sich der Wassergeschmack variieren. So bringen Sie mehr Abwechslung in das Getränk.

Gesunde Alternativen zu Wasser

Kokoswasser – ideal zur Entgiftung

Kokoswasser wird aus den jungen, noch grünen Kokosnüssen gewonnen. Dem Geschmack nach, der manchen Menschen eher etwas fad und langweilig erscheinen mag, vermutet kaum einer, dass Kokoswasser jede Menge gesunde Nährstoffe enthält. Es ist ein pures Energiegetränk! Nicht umsonst wird es in tropischen Ländern als Therapeutikum in der Säuglingspflege und bei Menschen mit Verdauungsproblemen eingesetzt. Kokoswasser stärkt die Abwehrkräfte, unterstützt die Darmsanierung und hilft bei Verdauungsproblemen.

Voller wichtiger Inhaltsstoffe

Kokoswasser ist ein wertvoller Magnesium- und Kaliumspender, daher wird es auch gerne von Leistungssportlern getrunken. Manch einer behauptet sogar, dass ein Glas Kokoswasser mehr Kalium enthält als eine Banane und darüber hinaus noch die wichtigen Spurenelemente Zink, Jod und Mangan liefert. Insbesondere Kalium ist ein lebenswichtiger Mineralstoff,

Kokoswasser ist nicht zu verwechseln mit Kokosmilch. Das Wasser ist die klare Flüssigkeit grüner Kokosfrüchte.

der vorwiegend im Zellinneren agiert. Zusammen mit Natrium, das außerhalb der Zelle wirkt, sorgt Kalium in den Zellen für den Elektrolyt- und Flüssigkeitsaustausch. Dieser Effekt unterstützt die stark entgiftende Wirkung, die Kokoswasser zugeschrieben wird. Die Zellreinigung kann aktiviert werden und somit kann auch das intrazelluläre Quecksilber ausgeschieden werden. So kann Kokoswasser z.B. auch gut zur Amalgamausleitung verwendet werden. Außerdem reinigt Kokoswasser besonders gut die Nieren.

Ingwerwasser – das »göttliche Feuer«

Die Wunderknolle Ingwer, in Indien auch als »göttliches Feuer« bezeichnet, zählt in der asiatischen Medizin zu den sogenannten »heißen Gewürzen«. Nach der traditionellen chinesischen Medizin soll

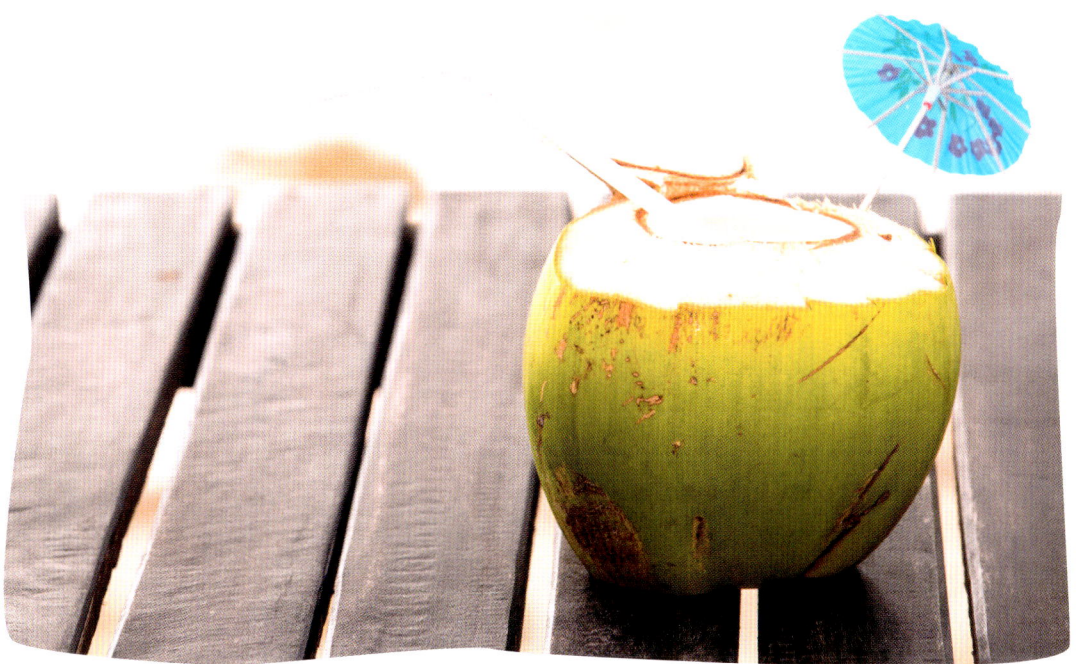

Ingwer stärken und die Lungen- und Magenenergie wärmen, die Bildung von Magensaft, Speichel und Galle anregen und verdauungsfördernd wirken. Er vertreibt Kälte an Händen und Füßen und kann bei Erschöpfung und Energielosigkeit helfen. Auch bei Übelkeit, Erbrechen und Reisekrankheit hat sich Ingwerwasser oft als Mittel der Wahl bewährt. Darüber hinaus ist es ein ideales Schlankheitsmittel und guter Diätbegleiter, da Ingwer Heißhungerattacken entgegenwirken und den Appetit regulieren kann.

Zubereitung von Ingwerwasser

Weil die Ingwerknolle durch den Inhaltsstoff **Gingerol** sehr scharf ist, kann man sie pur kaum genießen. Zur Steigerung der täglichen Energie und als Schlankheitsmittel empfiehlt es sich, Ingwerwasser herzustellen: Dafür schneidet man etwa vier bis fünf dünne Scheibchen von der Knolle ab und gießt diese mit etwa 1 Liter kochendem Wasser auf. Das Ganze lässt man – je nach Geschmack – 10 bis 20 Minuten ziehen. Dann nimmt man die Ingwerscheiben heraus, füllt das Wasser in eine Thermoskanne und trinkt über den Tag verteilt vier bis fünf Becher davon. Dadurch wird der Stoffwechsel regelmäßig befeuert und der Darm angeregt.
WICHTIG Menschen, die von Natur aus viel Hitze besitzen, sollten das Ingwerwasser ein wenig abkühlen lassen, bevor sie es in die Thermoskanne füllen.

Grüner Tee – Muntermacher und Jungbrunnen

Grüner Tee ist sozusagen der vitale Bruder des Schwarzen Tees. Denn wie dieser stammt der Grüne Tee aus den Blättern des Teestrauchs »Thea sinensis« oder »Camellia sinensis«. Doch im Unterschied zum Schwarzen Tee werden die Blätter des Grünen Tees nicht fermentiert, also keiner Gärung unterzogen. Und das hat unschätzbare Vorteile für die Gesundheit. Mineralien und Vitamine – vor allem die Vitamine A und C – bleiben erhalten. Das Koffein des Grünen Tees wird nicht im Magen, sondern erst im Darm aufgeschlossen. Dadurch wird nicht (wie bei Schwarzem Tee) der Kreislauf stimuliert, sondern das zentrale Nervensystem. Verschiedene Studien haben ergeben, dass Grüner Tee besonders kognitive Fähigkeiten und geistige Aktivitäten wie Rechnen, logisches Denken und das Auswendiglernen von Texten unterstützen kann. Andere Studien weisen außerdem auf die antioxidative Wirkung des Tees hin. So soll der regelmäßige Genuss Alterungsprozesse verlangsamen, die Faltenbildung der Haut reduzieren und das Bindegewebe straffen.

Ein erfrischendes Teegetränk

Ein besonders erfrischendes und gesundes Getränk erhält man, wenn man den Grünen Tee mit kaltem, energetisiertem Wasser aufgießt. Dadurch werden die sogenannten Catechine herausgelöst, jene Stoffe, die dem Tee den bitteren Geschmack verleihen. Geben Sie ungeschliffene Edelsteine wie z. B. Bergkristall, Rosenquarz oder Amethyst in eine Karaffe voll Wasser und energetisieren sie es auf diese Weise. **Für das Teegetränk:** 3 bis 4 TL Teeblätter mit 1 l Wasser aufgießen und in einem verschlossenen Gefäß über Nacht kühl stellen. Am nächsten Tag die Blätter entfernen und den Tee über den Tag verteilt trinken.

TIPP Kalten Grünen Tee muss man nicht weggießen, er eignet sich hervorragend als Grundflüssigkeit bei der Zubereitung von Smoothies.

BEWEGUNGS- UND ENTSPANNUNGSÜBUNGEN

Während der schnellen Smoothie-Diät entschlackt und entgiftet Ihr Körper. Sie können ihn dabei mit Atemübungen und Bewegung gezielt unterstützen.

Die Entsäuerung ankurbeln

Saures Kohlendioxid fällt im Stoffwechselgeschehen an. Während Sie diese Übungen durchführen oder sich bewegen, wird verstärkt saures Kohlendioxid über die Lunge abgegeben. So können Sie es einerseits abatmen, andererseits auch wieder frische Luft bzw. Sauerstoff aufnehmen. Daher ist für eine erfolgreiche Entsäuerung auch die körperliche Aktivität äußerst wichtig. Dies gilt auch für Bewegungsmuffel. Bewegung ist ein weites Feld und erschöpft sich nicht nur in Ausdauersport und Fitnessstudio. Sie müssen zwar nicht sofort mit einem großen Sportprogramm beginnen, aber zumindest längere Spaziergänge einplanen und die hier vorgestellten Bewegungsübungen einfach einmal ausprobieren. Spazierengehen ist eine der einfachsten Bewegungsdisziplinen überhaupt, die jeder nach seinem Tempo durchführen kann. Überforderung sollte absolut vermieden werden, denn das führt unweigerlich zu einer Überlastung und Übersäuerung der Muskulatur. Spazierengehen bietet den unschlagbaren Vorteil, dass man weder an Öffnungszeiten gebunden ist noch eine teure Ausrüstung kaufen muss. Falls Sie bereits regelmäßig Sport treiben, sollten Sie das Training in den nächsten 10 Tagen gegebenenfalls etwas zurückschrauben, damit Sie sich nicht überlasten. Hören Sie auf Ihren Körper!

Mehr Bewegung im Alltag

Bauen Sie mehr Bewegung in den Alltag ein! Nehmen Sie die Treppe statt des Aufzugs oder der Rolltreppe. Verzichten Sie, sooft es geht, auf das Auto oder öffentliche Verkehrsmittel und fahren Sie mit dem Fahrrad oder gehen zu Fuß. Steigen Sie eine Station früher aus der Straßenbahn und gehen Sie den Rest zu Fuß. Ja, Sie haben diese Tipps wahrscheinlich schon etliche Male gehört. Aber wie oft haben Sie sie schon umgesetzt? Nehmen Sie es sich jetzt immer wieder ganz bewusst vor, an irgendeiner Stelle des Tages ein paar Zusatzschritte einzubauen! Bewegung und Sport haben viele Vorteile für unsere Gesundheit. Sie

- regen den Stoffwechsel an, was z. B. eine Gewichtsabnahme zusätzlich unterstützt.
- steigern die Produktion von Neurotransmittern im Gehirn. Es werden vermehrt Glückshormone, wie Endorphin und Serotonin, ausgeschüttet.
- helfen beim Entsäuern des Körpers.
- reduzieren Stress.

Übung zum Strecken

Heutzutage sitzt man viel zu viel, und das meistens auch noch gebeugt über der Tastatur. Wenn Sie auch einer Arbeit nachgehen, bei der Sie größtenteils am Schreibtisch sitzen, dann sollten Sie jede Stunde eine Streckpause einlegen. Und so geht's:

- Stellen Sie sich gerade hin. Achten Sie bewusst auf Ihre Körperhaltung.
- Atmen Sie ein und heben Sie dabei langsam die Arme gestreckt über den Kopf.
- Beim Ausatmen greifen Sie mit den Fingern so weit es geht nach oben, so, als würden Sie sich an den Sprossen einer Leiter hochhangeln.

11

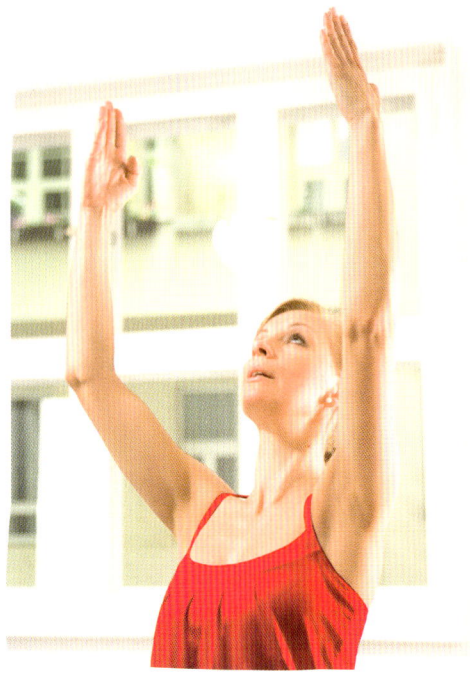

- Bei jedem Schritt heben Sie das Knie so hoch, wie Sie können. Setzen Sie den Fuß langsam wieder ab.
- Bewegen Sie Ihre Arme seitlich neben dem Körper mit: linkes Bein, rechter Arm und umgekehrt. Die Arme sind angewinkelt wie beim Joggen.
- Führen Sie jeden Schritt bewusst und ordentlich aus.
- Wenn Sie beim Zählen durcheinanderkommen, drehen Sie sich nach 25 Schritten einfach um 90 Grad und fangen von vorne an zu zählen. Drehen Sie sich nach je 25 Schritten um weitere 90 Grad. Wenn Sie wieder in der Ausgangsposition sind, führen Sie die letzten 25 Schritte durch. Schon haben Sie die 100 Schritte geschafft!

- Beim nächsten Einatmen führen Sie die Handflächen aneinander, halten Sie die Arme immer noch gestreckt über dem Kopf.
- Beim Ausatmen lehnen Sie sich nach rechts und dehnen Ihre linke Seite. Die Füße bleiben fest am Boden.
- Beim Einatmen kommen Sie zur Mitte zurück.
- Beim Ausatmen geht es dieses Mal nach links und Ihre rechte Seite wird gestreckt.
- Beim Einatmen kommen Sie in die Mitte zurück und beim Ausatmen können Sie Ihre Arme wieder langsam nach unten bringen.

Übung: Hohe Schritte auf der Stelle

Hier ist eine sehr wirksame und zugleich simple Übung: Gehen Sie täglich 100 hohe Schritte auf der Stelle. So funktioniert es:

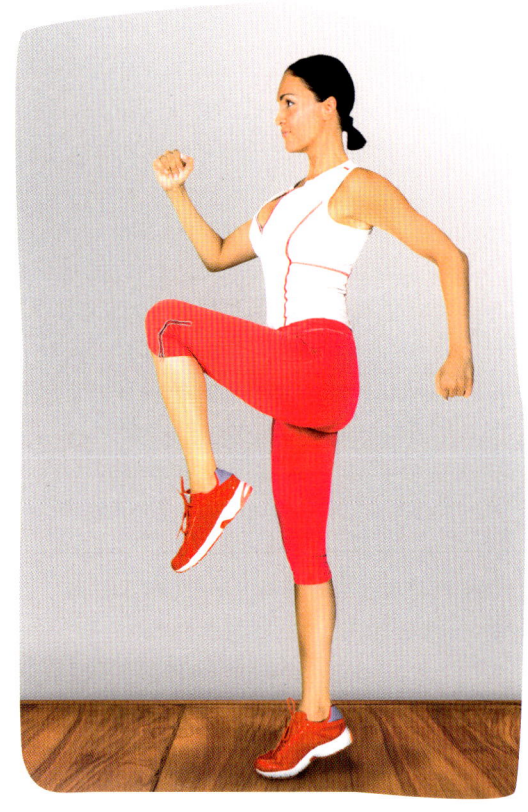

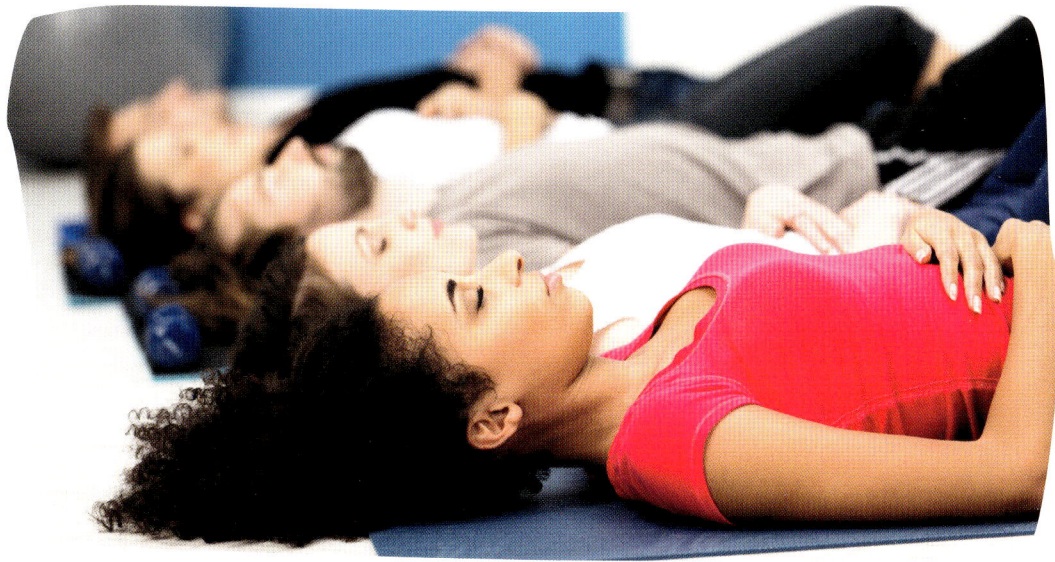

Variante: Joggen auf der Stelle

Wenn Sie Ihren Puls in die Höhe bringen und mehr für Ihre Ausdauer machen wollen, dann führen Sie die 100 Schritte nicht als langsame Schritte aus, sondern als einen schnellen Sprint. Vergessen Sie nicht, die Knie dabei so hoch wie möglich zu bringen.

Atemübung

Diese Übung sollten Sie unbedingt täglich durchführen. Tiefe Atemzüge helfen beim Entspannen und Stressabbau. Tiefes Einatmen liefert neue Energie und unterstützt unseren Organismus bei wichtigen Aufgaben, z. B. zur besseren Durchblutung der Bauchorgane. Unterschätzen Sie die Wirkung dieser kleinen Übung also auf keinen Fall. Es dauert nur wenige Minuten.

Sie können diese Übung jeden Morgen nach dem Aufwachen und/oder jeden Abend vor dem Einschlafen praktizieren. Auch im Bett liegend kann man die Atemübung durchführen.

- Legen Sie sich auf den Rücken und strecken Sie die Beine aus.
- Die Arme können entweder entspannt neben dem Körper liegen, oder Sie legen die Hände sanft auf den Bauch.
- Atmen Sie nun langsam und tief in den Bauch ein, und spüren Sie, wie sich die Bauchdecke langsam hebt. Zählen Sie dabei bis fünf.
- Lassen Sie nun ganz langsam die Luft wieder hinaus. Atmen Sie so lange aus, bis alle Luft entwichen ist und Sie das Gefühl haben, nicht mehr anders zu können, als einzuatmen.
- Wiederholen Sie das langsame Ein- und Ausatmen (mindestens) fünfmal.

BEGLEITENDE ANWENDUNGEN ZUR ENTGIFTUNG

Die Haut ist unser größtes Körperorgan und hat als »Körperhülle« viele lebenswichtige Funktionen. Die Haut schützt uns vor Sonne, Kälte und Strahlung, vor Austrocknung und Überhitzung. Sie ist Atmungs- und Ausscheidungsorgan gleichermaßen, und sie erkennt und zerstört schädliche Mikroorganismen, die in ihre äußere Schicht eindringen.

Hinweis auf den Säure-Basen-Haushalt

Häufig wird die Haut als »Spiegel der Seele« bezeichnet, das ist jedoch nur die halbe Wahrheit, denn die Haut zeigt auch, wie es um den Säure-Basen-Haushalt bestellt ist. Die Haut gibt über die Oberfläche, ähnlich wie die Nieren, Säuren in Form von Salzen ab. Diese Säuren wurden, bevor sie ausgeschieden werden konnten, durch körpereigene, basische Mineralien neutralisiert. Daher schmeckt der Schweiß auf unserer Haut auch salzig.

Entsäuerung auf Hochtouren

Die Haut fungiert aber nicht nur als Ausscheidungsorgan, sondern auch als sogenanntes Lager für Säuren, speziell im Bindegewebe lagern sich überschüssige Säuren ab.
Während der schnellen Smoothie-Diät unterstützen und intensivieren wir die Ausscheidung der Säuren mit einer vitalstoffreichen Ernährung, mit moderater Bewegung, wirkungsvollen Atemübungen und natürlich auch durch ausreichendes Trinken von gutem Wasser. Darüber hinaus ist es durchaus sinnvoll, die Ausleitung der Giftstoffe auch über die Haut gezielt zu fördern.

Bürstenmassage

Durch regelmäßige Bürstenmassagen (2- bis 3-mal pro Woche) wird die Ausscheidung der belastenden Stoffe bzw. Säuren deutlich erhöht. Da die Bürstenmassage eine anregende Wirkung hat, ist es sinnvoll, sie morgens durchzuführen, denn die anregende Wirkung kann am Abend unter Umständen das Einschlafen erschweren.
Bei einer Bürstenmassage wird der Körper vor jedem Duschen oder Baden sorgfältig mit dafür geeigneten Bürsten abgerieben. Mit langen Strichen oder kleinen kreisenden Bewegungen wird die Haut unter leichtem, wohltuendem Druck trocken gebürstet. Durch die Streichbewegungen wird die Haut besser durchblutet, der Kreislauf angeregt, die Abwehrkräfte aktiviert und die Hautstruktur verbessert.

Das richtige Bürsten

- Bürsten Sie das ganze Bein, beginnend am rechten Fuß außen, und bürsten Sie in Richtung Rumpf bis zur Hüfte. Anschließend an der Innenseite des rechten Fußes beginnend nach oben bürsten.
- Bürsten Sie entweder mit langen Strichen oder kleinen kreisenden Bewegungen. Achten Sie auf gleichmäßigen, leichten und angenehmen Druck auf die Haut.
- Bürsten Sie das linke Bein nach dem gleichen Schema.
- Machen Sie nun mit dem rechten Arm weiter. Beginnen Sie an den Handinnenflächen und bürsten Sie an der Innenseite nach oben. Anschließend fangen Sie am Handrücken an und gehen an der Außenseite wieder nach oben.
- Den linken Arm nach dem gleichen Ablauf bürsten.

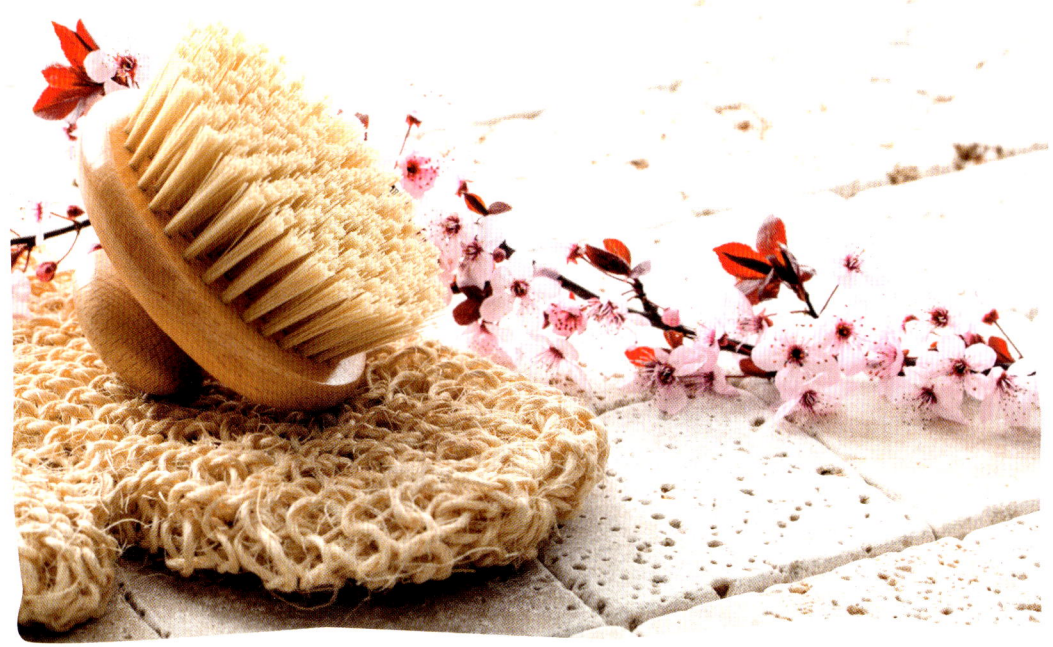

- Bürsten Sie den Bauch kreisförmig im Verlauf des Dickdarms: im Uhrzeigersinn von rechts unten beginnend nach links unten. Verringern Sie den Druck, wenn Sie empfindlich sind am Bauch.
- Zum Schluss Rücken und Po in kreisförmigen Bewegungen bürsten.

BEACHTE Bürstenmassagen werden nicht immer gleich gut vertragen. Vorsicht ist geboten bei:

- Krampfadern – niemals direkt bearbeiten, großräumig umbürsten.
- Personen, die an einer Schilddrüsen-Erkrankungen leiden, nur in Rücksprache mit einem Arzt.
- Personen, die zu einer überempfindlichen Haut neigen, z.B. leicht Quaddeln bilden, oder beim festeren Zupacken sofort rote Stellen bekommen.

Verwenden SIe für die wohltuende und anregende Bürstenmassage am besten Bürsten mit Naturborsten.

Basenbad – Säuren über die Haut ausscheiden

Die Haut kann nicht nur Säuren ausscheiden, sie ist auch in der Lage, Stoffe aufzunehmen und abzulagern. Diese Eigenschaft macht man sich gerne bei der Verwendung von Hautcremes oder beim Auftragen von Medikamenten zu eigen. Die Substanzen werden auf die Hautoberfläche aufgetragen und mit sanften Bewegungen in die Haut eingerieben. Die Wirkstoffe der Cremes oder Arzneisalben können so die natürliche Schutzbarriere der Haut überwinden, in das tieferliegende Gewebe eindringen und Linderung verschaffen.

Die Wirkung eines basischen Vollbades

Ein basisches Vollbad begleitet einen Entschlackungs- und Entgiftungsprozess über die Haut hervorragend. Basenbäder enthalten Mineralien und Salzkristalle, die sich im warmen Wasser auflösen und den pH-Wert des Wassers ansteigen lassen. Im frischen basischen Vollbad liegt der pH-Wert im basischen Bereich bei ca. pH 8. Baden wir nun im basischen Wasser, kommt das Prinzip des osmotischen Drucks zum Tragen, da die Mineralstoffkonzentration des Badewassers höher ist als die des Gewebewassers im Körper.

Wenn wir nun in der Wanne liegen, scheiden wir Giftstoffe bzw. Säuren aus, denn ein Teil des Gewebewassers dringt nach außen. Dadurch wird ein Ausgleich zwischen den Flüssigkeiten innen und außen geschaffen. Gleichzeitig nimmt die Haut auch die Mineralien und Spurenelemente des Badewassers auf. So wird eine angenehme Vitalisierung der Haut und des gesamten Organismus erreicht. Wichtig ist dabei, dass die Wassertemperatur über 37 °C liegt und die Badezeit mind. 20 Minuten dauert. Dabei werden der Kreislauf und auch der Stoffwechsel angekurbelt. Vorsicht ist deshalb geboten bei Menschen mit Herz-Kreislauf-Problemen oder bei Bluthochdruck.

Aus Meersalz vom Toten Meer lässt sich auch sein eigenes Basenbad herstellen. Es hilft beim Entsäuern!

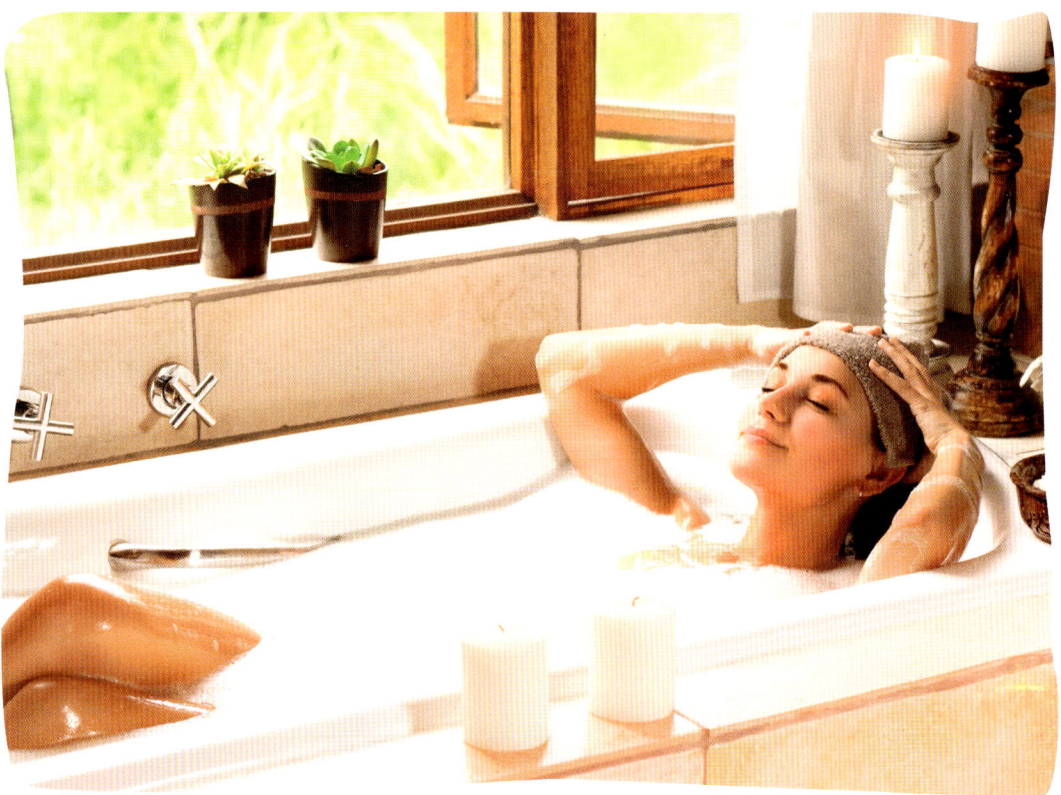

Eine Oase der Ruhe

Lassen Sie während des Basenbades eine Entspannungs-CD oder Ihre Lieblingsmusik im Hintergrund laufen, und fühlen Sie sich wohl in Ihrer »Wellness-Oase«.

Wer keine Badewanne besitzt, kann auch ein basisches **Fußbad** machen. Dafür nimmt man eine geeignete Schüssel, füllt diese mit Wasser mit einer Temperatur von 37 bis 40 °C. Dadurch wird gewährleistet, dass sich die Hautporen öffnen. In das Wasser gibt man ein geeignetes basisches Salz, damit ein pH-Wert von mindestens 8,0 erreicht wird. Ein basisches Fußbad sollte mindestens 30 Minuten dauern, ideal sind allerdings 60 Minuten oder länger. Nach dem Fußbad die Füße weder eincremen noch abspülen! Idealerweise lässt man sie an der Luft trocknen. Ein basisches Fußbad kann ruhig mehrmals wöchentlich angewendet werden. Je häufiger, desto mehr Säuren werden ausgeschieden.

TIPP Wer während der schnellen Smoothie-Diät leicht friert, sollte nach dem Basenbad oder Fußbad unbedingt Wollsocken anziehen, unter Umständen auch über Nacht tragen.

Ein Basenbad selbst mischen

Im Handel werden zahlreiche Basenbäder in unterschiedlicher Zusammensetzung und Qualität angeboten. Wer Zeit und Lust hat, kann sich auch sein eigenes Basenbad mischen.

1 **Faustformel:** Der Salzanteil im Wasser sollte zwischen 1 – 8 Prozent betragen. Haushaltsübliche Badewannen haben ein durchschnittliches Fassungsvermögen von ca. 100 Litern. Pro Badewannenfüllung benötigt man also 1 bis 8 kg Salz.

Wer zum ersten Mal ein Basenbad selbst herstellt, sollte die Salzmenge moderat dosieren und erst langsam steigern.

2 Salz ist nicht gleich Salz! Für ein Basenbad empfiehlt es sich, z.B. Meersalz vom Toten Meer oder Himalaya-Kristallsalz zu verwenden. Absolut ungeeignet ist handelsübliches Kochsalz, da hier der Großteil an Mineralien herausgefiltert wurde.

3 Geben Sie 1 kg Meersalz oder Kristallsalz in die Badewanne und lassen Sie Wasser in die Wanne, bis das Salz mit Wasser bedeckt ist.

4 Jetzt muss sich das Salz lösen. Warten Sie etwa 20 Minuten, bis die sogenannte Sole entsteht.

5 Nachdem sich das Salz vollständig gelöst hat, füllen Sie die Wanne mit 37 °C warmem Wasser.

6 **Wichtig:** Verwenden Sie keine Seife, keine Duftstoffe oder zusätzliche Badezusätze in Verbindung mit einem Basenbad!

Sauna und Dampfbad

Die wohltuende Wärme der Sauna bringt den Körper schnell ins Schwitzen und regt alle Körperfunktionen an. Saunieren aktiviert den Stoffwechsel, wirkt sich positiv auf das vegetative Nervensystem aus und steigert die Abwehrkräfte. Viele Menschen nutzen diesen Effekt insbesondere in der kalten Jahreszeit, um ihr Immunsystem zu stärken und sich gegen Erkältungskrankheiten abzuhärten. Zudem können über die Haut Schlacken und Gifte ausgeschieden werden, auch das Hautbild kann sich verbessern: Alte Hornschüppchen werden durch das Schwitzen abgestoßen, die Haut wird wieder zart und weich. Eine bessere Durchblutung lässt den Teint rosig erscheinen.

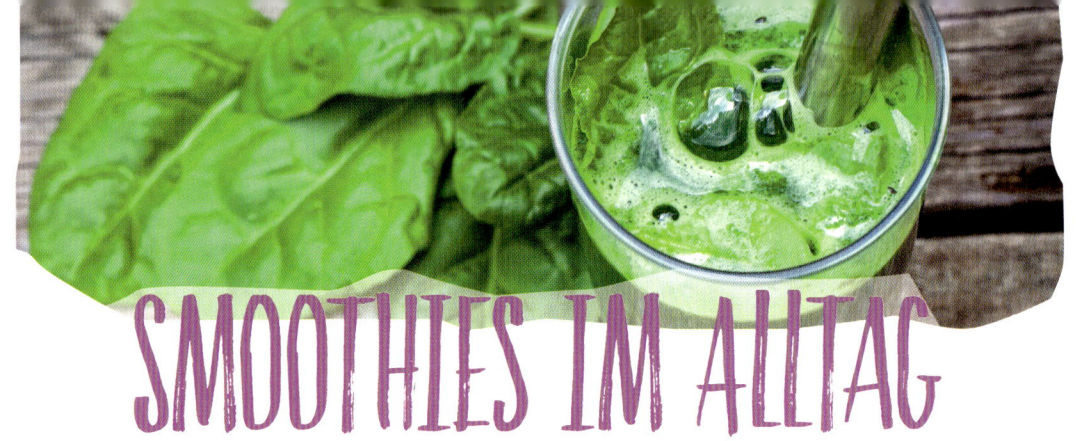

SMOOTHIES IM ALLTAG

Neben den vielen positiven Aspekten für die Gesundheit bieten Smoothies noch einen weiteren großen Vorteil: Sie sind schnell und einfach zubereitet. Außerdem braucht man nicht viele Zutaten, hat keine langen Anleitungen mit komplizierten Arbeitsschritten, muss nicht neben dem Herd stehen und umrühren oder warten, bis die Backzeit vorbei ist.

Einfache Zubereitung

Nur ein paar kleine Schritte sind notwendig, schon ist der Smoothie trinkbereit.

1 Obst und Gemüse waschen und abtropfen lassen. Nicht essbare Teile (Stiele, große Kerne, Schalen bestimmter Früchte) entfernen. Das Kerngehäuse von Birnen oder Äpfeln kann man im Prinzip gut mitmixen, Kerne aus Steinobst aber immer herausnehmen. Und nicht vergessen: Beim Gemüse kann bzw. sollte man auch das Blattgrün (z.B. grüne Blätter von Karotten) verwenden.

2 Obst und Gemüse in Stücke schneiden. Die Größe der Stücke sollte man der Leistungskraft seines Mixers anpassen. Bei nicht ganz so starken Motoren müssen die Stücke kleiner sein, um ein gutes Ergebnis zu erzielen.

3 Die geschnittenen Zutaten mit etwas Flüssigkeit wie z.B. Wasser, Kokoswasser, Nussmilch etc. in den Mixer geben und so lange mixen, bis eine gleichmäßige Konsistenz erreicht ist.

4 Abschmecken und Konsistenz überprüfen. Gegebenenfalls noch etwas Wasser hinzufügen.

5 Smoothie genießen! Trinken Sie den Smoothie nicht einfach schnell herunter, freuen Sie sich über Ihre Kreation und über die wunderbare Vielfalt an Nährstoffen.

Welches Gerät ist das richtige?

Die einzelnen Schritte sind denkbar einfach, doch vielfach taucht die Frage auf, welcher Mixer zur Zubereitung verwendet werden soll. Wer sich einmal nach Mixern umgeschaut hat, wird überrascht sein, welche Vielfalt es auf dem Markt gibt. Angefangen von kleinen Mixern, die gerade einmal eine halbe bis eine Portion fassen können, bis zu Mixern mit 2 Litern Fassungsvermögen. Von Hochleistungsmotoren und Umdrehungen pro Minute ist die Rede. Die Preisspanne beginnt bei 20 € und reicht bis über 800 €. Wo soll man da also anfangen, worauf sollte man achten? Ein **Pürierstab** eignet sich nicht besonders gut, um grüne Smoothies herzustellen. Manche Obst-Smoothies lassen sich vielleicht mit einem Pürierstab kreieren, doch bei vielen Obstsorten und vor allem bei faserigem Blattgemüse stößt er schnell an seine Grenzen. Mal ganz davon abgesehen, dass die Zubereitung damit unnötig lange dauert.

Wer neu anfängt, Smoothies zuzubereiten, kann dies auch mit einem **Haushaltsmixer** versuchen und muss sich zunächst keinen speziellen Smoothiemixer zulegen. So kann man das Smoothie-Zubereiten erst einmal kennenlernen. Wer anschließend regelmäßig Smoothies trinkt und diese zu einem festen Bestandteil seiner Ernährung werden lässt, kann über hochwertigere Geräte nachdenken.

Wer grünes Blattgemüse, Kräuter oder festere Zutaten wie Karotten mixen will, muss den Mixer mitunter einige Minuten laufen lassen, bis alles gleichmäßig zerkleinert ist. Leistungsschwächere Motoren brauchen dabei deutlich länger. Aber nicht nur das, bei manchen Mixern besteht die Gefahr, dass sie dabei überhitzen. Das schadet nicht nur dem Gerät, sondern kann auch manche hitzeempfindlichen Vitamine betreffen. **Hochleistungsmixer** sind belastbarer und schaffen es, alle Zutaten, die für Smoothies in Frage kommen, in ihre kleinsten Bestandteile zu zerkleinern.

Wenn Sie einen Haushaltsmixer bzw. Blender zu Hause haben, probieren Sie zunächst damit aus, ob Ihnen das Smoothie-Mixen Spaß macht. Später können Sie sich immer noch einen Hochleistungsmixer zulegen.

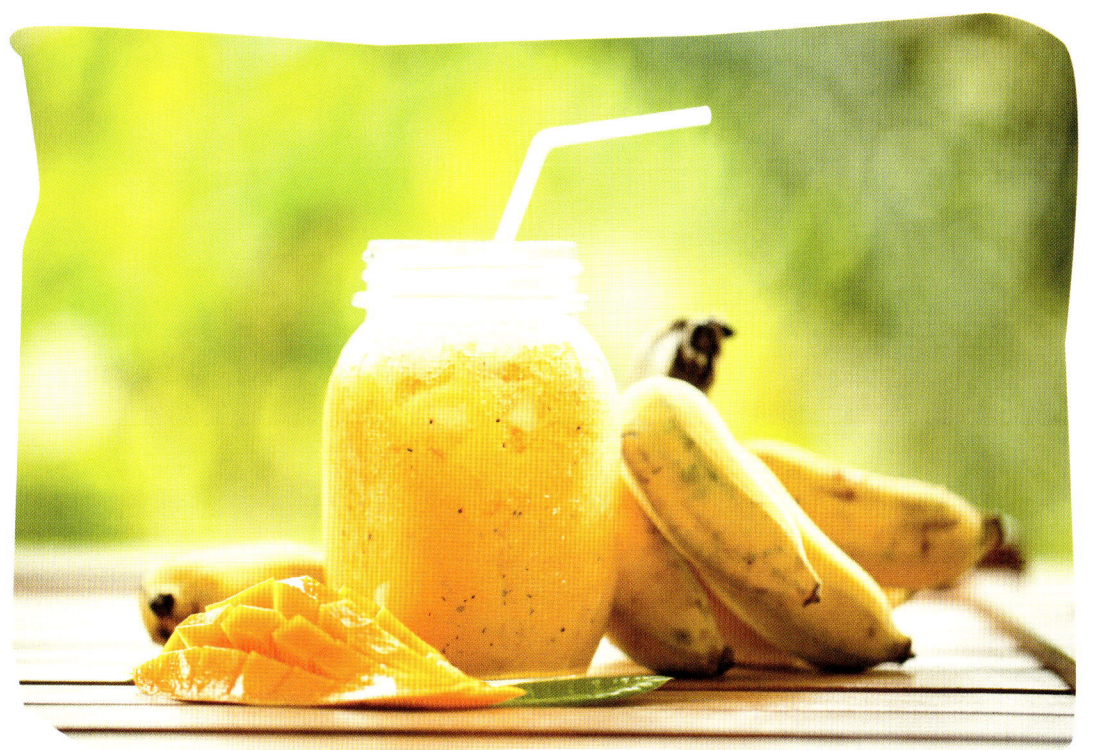

TIPPS FÜR DIE ZUBEREITUNG MIT EINEM HAUSHALTSMIXER

- Die Zutaten etwas kleiner schneiden.
- Beim Befüllen folgende Reihenfolge beachten:
  Kräuter, Salat, Blattgrün von Karotten, Kohlrabi und dergleichen zuerst in den Mixer geben und zusammen mit etwas Wasser vormixen. Anschließend die etwas härteren Zutaten, z. B. Karotten, Kohlrabi oder Rote Bete, hinzufügen und mixen.
- Zwischendurch immer mal wieder kurze Pausen machen und neu aufmixen.
- Nüsse, Kerne und getrocknetes Obst zuvor einweichen.
- Obst und weiches Gemüse zum Schluss dazugeben und mixen.
- Flüssigkeit wie z. B. Wasser, Kokoswasser oder Tee nach Bedarf und Konsistenz zugeben.

Das Abschmecken

Über Geschmack lässt sich bekanntlich nicht streiten. Manch einer mag seine Smoothies fester oder süßer, ein anderer lieber etwas flüssiger und weniger süß, andere mögen den herben Geschmack bestimmter Kräuter oder Salate, andere bevorzugen es, wenn dieser neutralisiert wird.

Bei der Zubereitung der ersten Smoothies kann es schon passieren, dass man sich mit dem Verhältnis Gemüse zu Obst verschätzt und so ein grüner Smoothie entsteht, der nicht unbedingt seinen kulinarischen Erwartungen entspricht. Zu bitter, zu krautig, zu grasig oder zu sauer. Dann bitte nicht gleich aufgeben, hier kann der Smoothie mit **Zitrusgeschmack** aufgewertet werden. 1 – 2 Esslöffel Zitronensaft oder eine halbe Orange unter den Smoothie mixen. Auch frische Minze, Zitronenmelisse oder Zitronenthymian mildern den Geschmack.

Für die **Süße** im Smoothie sollten Sie immer mit süßem, ausgereiftem Obst arbeiten. Eine reife Banane, Mango oder Datteln sind die idealen Zutaten, um dem Smoothie eine feine Süße zu verleihen.

Das süße Obst liefert allerdings auch reichlich Zucker, daher empfiehlt es sich, auch den Anteil an süßem Obst zu reduzieren und zusätzlich etwas Ingwer in den Smoothie zu geben. Ingwer ist frisch, aromatisch und schmeckt leicht scharf, was dem Smoothie eine besondere Note verleiht.

Cremig und sämig werden die Smoothies mit Hilfe von Avocado, Banane oder eingeweichten Cashewkernen. Je mehr man von den Zutaten zugibt, desto fester wird die Konsistenz.

Beim Smoothie-Mixen sind Ihre Kreativität, Experimentierfeude und Ihr eigener Geschmack gefragt. Fangen Sie mit Smoothies an, die Obst- und Gemüsesorten enthalten, die Sie kennen und mögen, um sich erst einmal an die Smoothies, vor allem die grünen Drinks zu gewöhnen. Probieren Sie im Laufe der Zeit dann auch neue Sorten aus und auch Sorten, die Sie bisher vielleicht nicht so gerne gegessen haben. In der Kombination mit anderen Früchten und Gemüse schmeckt Ihnen vielleicht plötzlich etwas, was Sie vorher gar nicht mochten. Oder der ursprüngliche Geschmack tritt etwas in den Hintergrund und Sie schmecken ihn vielleicht gar nicht mehr heraus.

Die richtige Mischung finden

Tasten Sie sich langsam an das Smoothie-Vergnügen heran. Für den Start sind die Smoothies im Rezeptteil dieses Buches die perfekte Anleitung. Suchen Sie aus diesem Pool aus, was Ihnen zusagt, und halten Sie sich genau an die Rezepturen. Leichter geht es nicht!

- Fangen Sie beim Mixen mit ein wenig Wasser an, und geben Sie am Ende, wenn es Ihnen nicht flüssig genug ist, noch Wasser hinzu. Flüssiger kann man es immer machen. Wer aber anfangs zu viel Wasser hinzugibt, tut sich schwer, die Konsistenz fester zu machen, ohne gleich eine deutlich größere Menge herzustellen.
- Wenn Sie noch nie einen grünen Smoothie getrunken haben, verwenden Sie am Anfang mehr Obst als grünes Gemüse. Steigern Sie mit der Zeit den grünen Anteil, so können Sie sich langsam an den Geschmack gewöhnen.
- Wechseln Sie die Zutaten ab! Auch wenn z.B. Spinat Ihre liebste Zutat im grünen Smoothie ist, sollten Sie auch andere grüne Alternativen verwenden. In jeder Zutat stecken andere gesunde Inhaltsstoffe und so kommen Sie in den Genuss vieler unterschiedlicher Vitamine und Mineralien.
- Beobachten Sie Ihren Körper. Vielleicht gibt es manche Sorten oder Kombinationen, die Sie nicht so gut vertragen. Hören Sie in diesen Fällen auf Ihr Verdauungssystem und entscheiden Sie sich für das, was Ihnen guttut. Im Rezeptteil dieses Buches finden Sie jede Menge Alternativen.

Aufbewahrung und Haltbarkeit

Grundsätzlich sind Smoothies am besten, wenn man sie frisch und mit frischen Zutaten zubereitet – sowohl im Geschmack als auch in Bezug auf den Nährstoffgehalt.

Aus Zeitgründen neigen wir oft dazu, Essen auf Vorrat zuzubereiten, so auch bei den Smoothies. Damit sie einige Zeit aufbewahrt werden können, sollte man sie, fertig zubereitet, unbedingt in ein Schraubglas füllen, z.B. in eine leere Glasmilchflasche oder ein Joghurtglas. Plastikgefäße sind weniger gut geeignet. Die abgefüllten Smoothies vor Licht und Wärme schützen, um den Verlust an Vitaminen möglichst klein zu halten. Der Kühlschrank ist der ideale Platz dafür. Gut verschlossen und gekühlt ist der Smoothie je nach Zutaten ca. 1 – 2 Tage haltbar.

Smoothies neigen dazu, bei längerer Aufbewahrung braun zu werden. Das liegt daran, dass sich während des Mixens kleine Luftbläschen mit Sauerstoff bilden. Zusammen mit dem Sauerstoff, der sich in Flasche oder Glas befindet, kommt es dann zur Oxidation, und der Inhalt verfärbt sich. Mit etwas Zitronensaft kann man die Oxidation verzögern. Allerdings beeinflusst der Zitronensaft auch den Geschmack.

HINWEIS Fertige Smoothies aus dem Supermarkt sind zur Haltbarmachung pasteurisiert, was mit einem Vitaminverlust einhergeht! Daher lieber selbst frisch zubereiten.

Smoothies fürs Büro

Smoothies erfreuen sich immer größerer Beliebtheit bei Jung und Alt. Dazu trägt sicherlich auch bei, dass keine umfangreichen Kochkenntnisse erforderlich sind, um sie herzustellen, dass sie schnell zubereitet

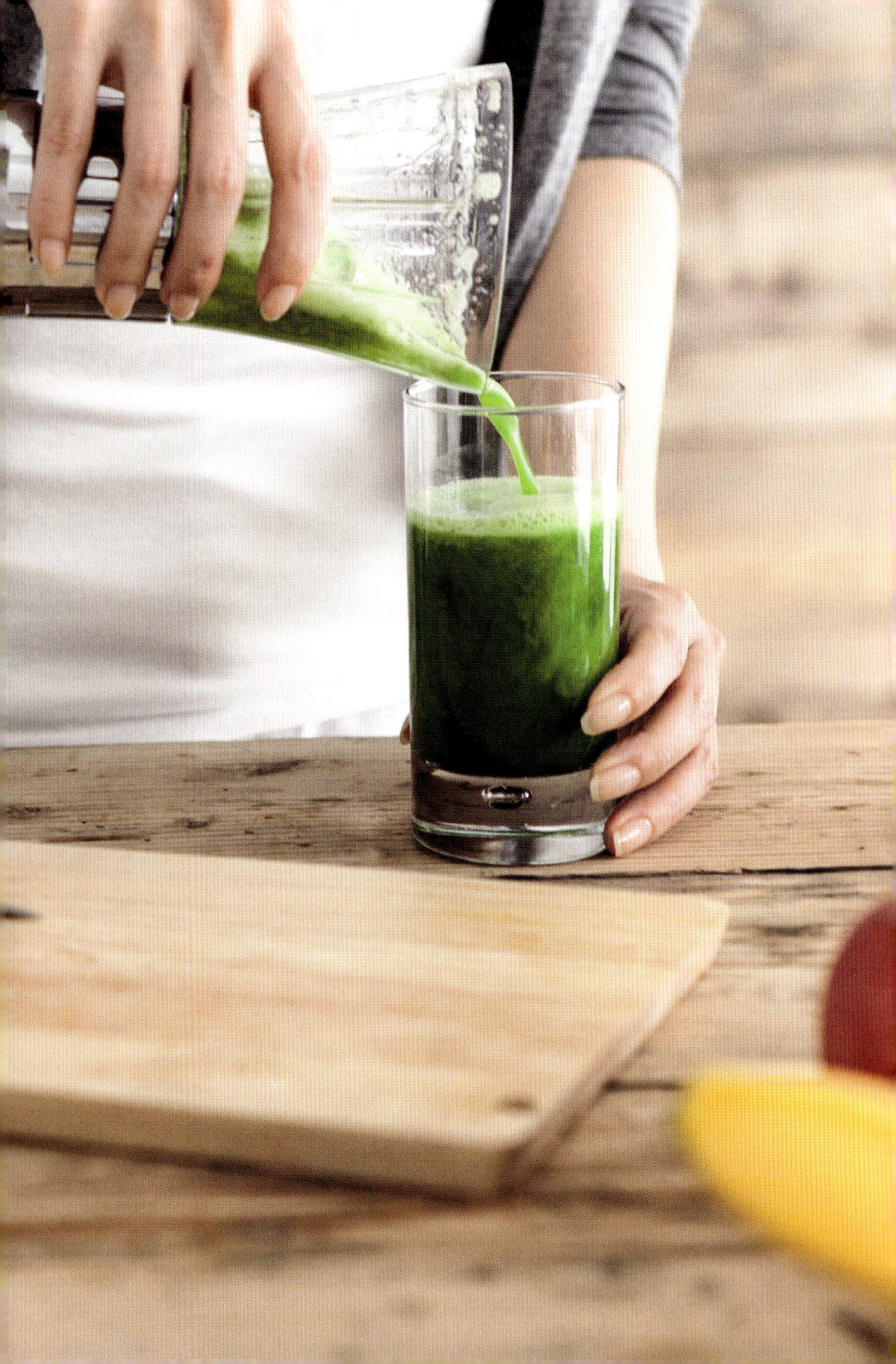

und vor allem wahre Vital-Cocktails für unseren Organismus sind. Ernährungsexperten empfehlen, täglich 3 bis 5 Portionen Gemüse zu verzehren als Grundlage für eine ausgewogene und vitalstoffreiche Ernährung. Doch wie so oft stellt sich auch hier heraus, dass manche Empfehlung nicht oder nur sehr schwer mit dem Alltag zu vereinbaren ist. Insbesondere für Berufstätige ist es eine wahre Herausforderung, mehrere Portionen Gemüse und Obst über den Tag verteilt zu sich zu nehmen.

Mit den Smoothies ist die Lösung ganz nah. Man benötigt nur wenig Küchenutensilien, und beim Zubereiten entsteht kein Kochgeruch, der sich unter Umständen durch das ganze Bürogebäude zieht. Man kann die Smoothies schnell zubereiten und überall genießen, egal, ob am Schreibtisch oder unterwegs im Auto oder der Bahn.

Ausstattung im Büro

- Kleiner Handmixer mit einem Mixbecher, der ca. 250 – 300 ml fasst. Vielleicht finden Sie einen Platz im Schreibtisch oder Büroschrank.
- evtl. Kühlschrank (in der Teeküche)
- kleines Messer

Viele Berufstätige nehmen sich traditionell ihre »Brotzeit« von zu Hause mit. Meist enthält die Brotzeit-Box belegte Brote und ein Stück Obst oder eventuell auch eine kleine Gurke. Tauschen Sie doch ganz einfach Ihr belegtes Brot gegen Obst und Gemüse, Kräuter und Gewürze Ihrer Wahl aus. Schneiden Sie bereits zu Hause das Obst und Gemüse in mundgerechte Stücke und geben zur Mittagszeit alles in den Handmixer mit einer entsprechenden Menge Wasser. Dann schnell mixen und fertig!

Sind Sie häufiger mit dem Auto unterwegs, bereiten Sie Ihren Smoothie zu Hause zu. Machen Sie doch einfach die doppelte Portion vom Frühstücks-Smoothie und füllen den Teil, den Sie mitnehmen wollen, in eine Thermoskanne oder ein Glas mit Schraubverschluss. So ist das Mittagessen bereits fertig.

TIPP Stellen Sie die leere Thermoskanne oder das Glas mit Schraubverschluss über Nacht in den Kühlschrank, bevor Sie sie befüllen. So bleiben die Smoothies länger kühl und frisch.

Für unterwegs bietet sich auch an, hin und wieder auf pulverisierte **Gemüse- oder Obstpulver** auszuweichen, die der Handel bereits in vielen Variationen anbietet. Bei guten Produkten werden die Gemüse- bzw. Obstsorten bei niedriger Temperatur getrocknet und anschließend pulverisiert. Diese Pulver sind sehr geschmacksintensiv. Probieren Sie am besten zu Hause schon einmal verschiedene Smoothies damit aus und finden so Ihren Lieblingsgeschmack. Für unterwegs nehmen Sie sich Ihre individuelle Mischung mit, füllen sie mit Wasser auf und schütteln das Glas oder die Flasche kräftig auf. So ist der immer noch sehr gesunde Ersatz-Smoothie schnell fertig.

TIPP Augen auf beim Einkauf! Die Gemüse- und Obstpulver sollten zu 100 % aus Gemüse oder Obst bestehen und keine weiteren Zusatzstoffe enthalten. Schauen Sie genau auf das Etikett!

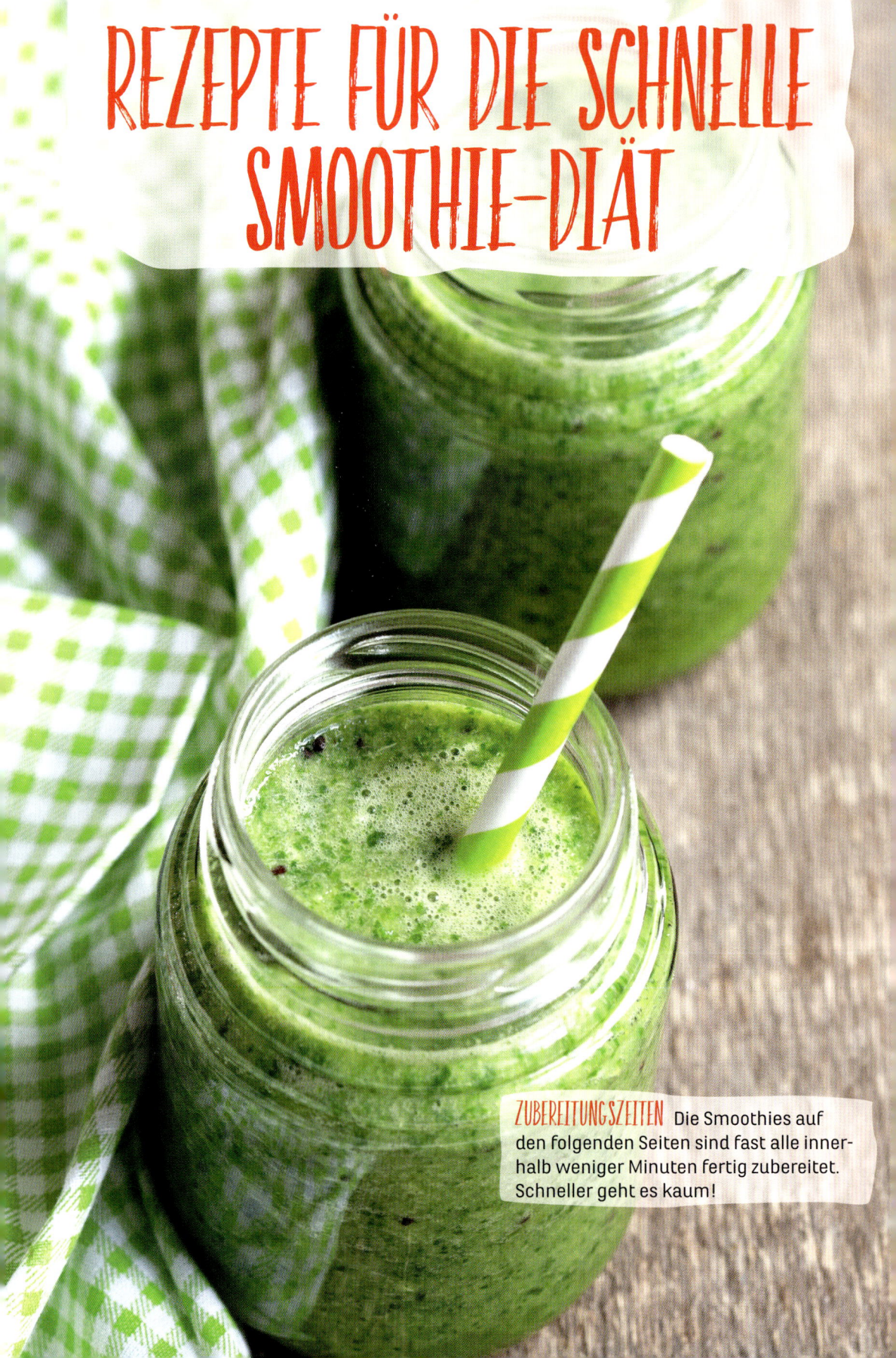

REZEPTE FÜR DIE SCHNELLE SMOOTHIE-DIÄT

ZUBEREITUNGSZEITEN Die Smoothies auf den folgenden Seiten sind fast alle innerhalb weniger Minuten fertig zubereitet. Schneller geht es kaum!

TAGE 3 UND 4: DÜNNE SAFT-SMOOTHIES

RÖMER-SMOOTHIE

1 Rukola und Romanasalat waschen und falls nötig verlesen. Mango schälen, entkernen und das Fruchtfleisch grob zerkleinern.

2 Grapefruit schälen und das Fruchtfleisch grob zerkleinern. Birne waschen, entkernen und klein schneiden.

3 Alle Zutaten zusammen in den Mixer geben und so lange pürieren, bis eine gleichmäßige Konsistenz entsteht.

TIPP Wer es etwas würziger liebt, gibt noch etwas frischen Koriander oder Oregano dazu. Wer die süße Note stärker hervorheben möchte, gibt ein paar Minzeblättchen dazu.

Für 1 Person

55 g Rukola
ein paar Blätter Romanasalat
120 g Mango
½ Grapefruit
½ Birne
200 ml Wasser (oder mehr, je nach gewünschter Konsistenz)

SALAT-POTPOURRI-SMOOTHIE

1 Feldsalat waschen und falls nötig putzen. Chicorée und Radicchio waschen, den Strunk entfernen und in Streifen schneiden. Banane in grobe Stücke schneiden. Weintrauben waschen.

2 Alle Zutaten zusammen in den Mixer geben und alles auf höchster Stufe pürieren, bis eine gleichmäßige Konsistenz entsteht.

Für 1 Person

50 g Feldsalat
50 g Chicorée
50 g Radicchio
1 reife Banane
10 Weintrauben
1 EL Sonnenblumenkerne
250 ml Kokoswasser

RUKOLA-FEIGEN-DUETT-SMOOTHIE

Für 1 Person

60 g Rukola
1 frische Feige
1 Apfel
½ Banane
200 ml Wasser (oder mehr, je
nach gewünschter Konsistenz)

1   Rukola waschen und falls nötig verlesen. Feige grob zerkleinern. Apfel waschen, entkernen und klein schneiden. Bananenhälfte grob zerkleinern.

2   Alle Zutaten zusammen in den Mixer geben und so lange pürieren, bis eine gleichmäßige Konsistenz entsteht.

SPINAT-MANGO-SMOOTHIE (FOTO)

Für 1 Person

70 g Babyspinat
120 g Mango
1 Apfel
1 Stück frischer Ingwer
200 ml Wasser (oder mehr, je
nach gewünschter Konsistenz)

1   Babyspinat waschen und falls nötig verlesen. Mango schälen, entkernen und das Fruchtfleisch grob zerkleinern.

2   Apfel waschen, entkernen und klein schneiden. Ingwer schälen und grob zerkleinern.

3   Alle Zutaten zusammen in den Mixer geben und so lange pürieren, bis eine gleichmäßige Konsistenz entsteht.

TIPP Grüne Smoothies werden milder im Geschmack, wenn man den Saft und etwas abgeriebene Schale von Zitrusfrüchten, wie Orange oder Zitrone, dazugibt.

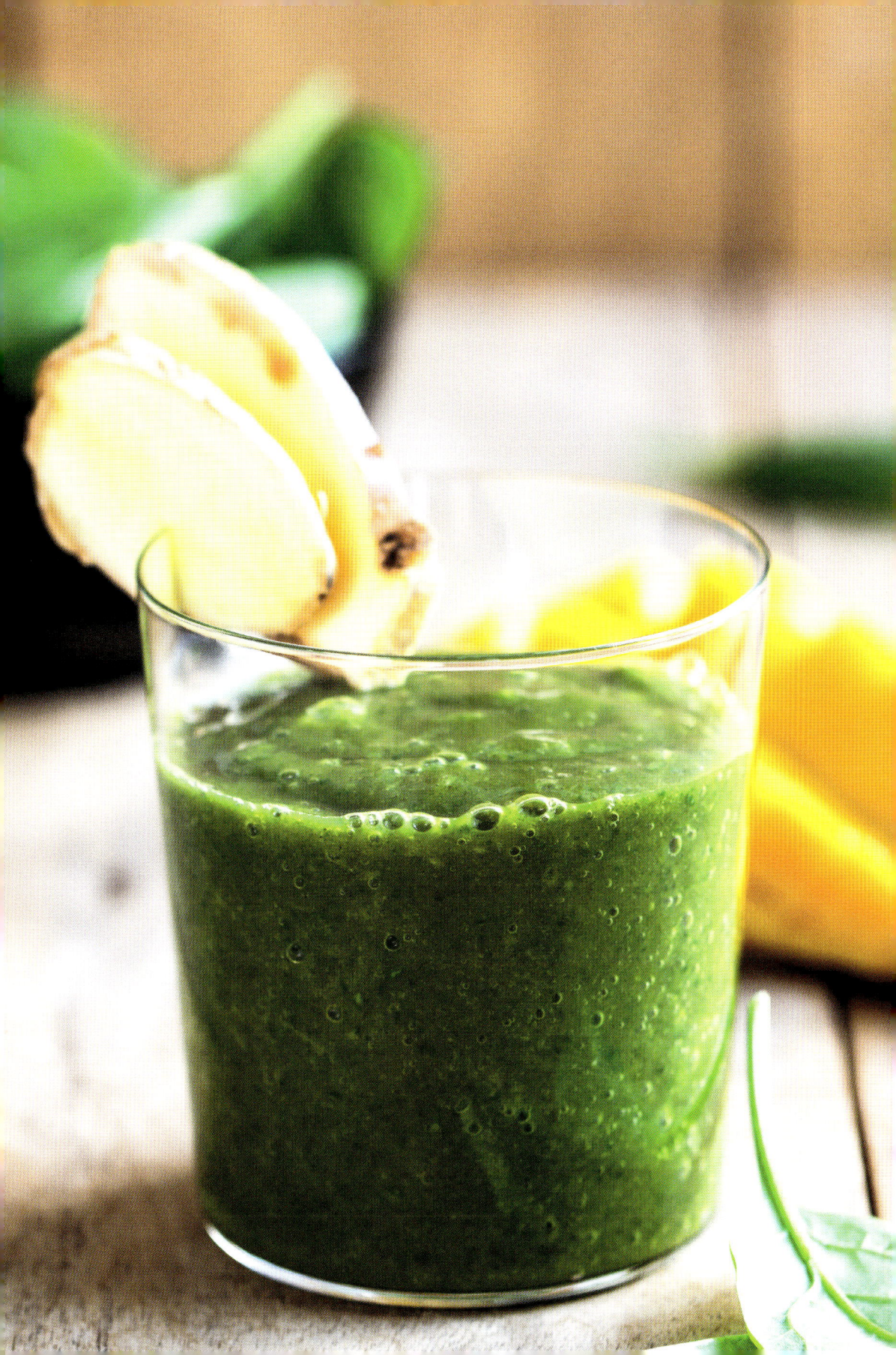

GURKEN-SMOOTHIE

Für 1 Person

½ Salatgurke

100 g Blattspinat

1 große weiche Dattel
oder 1 TL Ahornsirup

10 frische Pfefferminzblättchen

Saft von 2 Limetten

abgeriebene Schale
von 1 Limette

200 ml Kokoswasser

1 Salatgurke waschen, Stielansatz entfernen und grob zerkleinern. Blattspinat waschen und falls nötig verlesen. Dattel entkernen und zerkleinern.

2 Alle Zutaten in den Mixer geben und so lange pürieren, bis eine gleichmäßige Konsistenz entsteht.

TIPP Wenn nur festere, härtere Datteln zu bekommen sind, weichen Sie diese 5 – 10 Minuten zuvor in Wasser ein.

RAPUNZEL-SMOOTHIE

Für 1 Person

1 Stange Staudensellerie

1 rote Paprika

1 Tomate

2 Stängel Petersilie

Saft von 1 Limette

200 ml Wasser

Salz, Pfeffer

1 Spritzer Tabasco

1 TL Leinöl

1 Staudensellerie waschen, putzen und in Stücke schneiden. Paprika waschen, Kerne und weiße Trennwände entfernen und in grobe Stücke schneiden.

2 Tomate waschen, Stielansatz entfernen und das Fruchtfleisch grob zerkleinern. Petersilie waschen.

3 Gemüse, Petersilie und Limettensaft portionsweise unter Zugabe des Wassers mixen. Mit Salz, Pfeffer und Tabasco würzen und zum Schluss das Leinöl untermischen.

MULTIVITAMINSAFT-SMOOTHIE

1 Möhren waschen, Stielansatz entfernen und grob zerkleinern. Apfel waschen, entkernen und klein schneiden. Kiwi, Orange und Banane schälen und grob zerkleinern.

2 Alle Zutaten in einen Mixer geben und so lange mixen, bis eine feine und gleichmäßige Konsistenz entsteht.

Für 1 Person

2 Möhren
1/2 Apfel
1 Kiwi
1 Orange
½ Banane
Saft von 1/2 Zitrone
8 Cashewkerne
200 ml Kokoswasser

WILDKRÄUTER-MANGO-SINFONIE

1 Chiasamen in einer trockenen Pfanne ohne Fett ganz leicht rösten, bis sie sich bräunlich verfärben. Zur Seite stellen.

2 Kräuter waschen und grob zerkleinern. Mango schälen, entkernen und in Würfel schneiden.

3 Kräuter, Zitronensaft und Wasser pürieren. Mango und getrocknete Hagebutten dazugeben und alles pürieren.

4 Den Smoothie mit Chilipulver je nach Geschmack würzen. In ein Glas füllen und mit den gerösteten Chiasamen bestreuen.

TIPP Anstelle von getrockneten sind auch frische Hagebutten ein Genuss. Alternativ können Sie für dieses Rezept auch 1 TL gemahlenes Hagenbuttenpulver verwenden.

Für 1 Person

1 TL Chiasamen
2 Handvoll Wildkräuter (wie z. B. Giersch, Löwenzahn, Brennnessel, Himbeer- oder Brombeerblätter)
150 g reife weiche Mango
Saft von ½ Zitrone
150 ml Wasser
1 Handvoll getrocknete Hagebutten ohne Samen
1 Prise Chilipulver

95

RÜBEZAHL-SMOOTHIE (FOTO)

Für 1 Person

125 g Knollensellerie
100 g Möhren
1 Stange Staudensellerie
1 Stück frischer Ingwer
1 Apfel
10 Walnusskern-Hälften
200 ml Wasser

1 Knollensellerie und Möhren schälen, wenn nötig putzen und grob zerkleinern. Staudensellerie waschen, putzen und in Stücke schneiden. Ingwer schälen und grob zerkleinern. Apfel waschen, entkernen und klein schneiden.

2 Alle Zutaten in einen Mixer geben und so lange pürieren, bis eine gleichmäßige Konsistenz entsteht.

INDIAN-SUMMER-SMOOTHIE

Für 1 Person

1 reife Birne
1 Banane
4 Weißkohlblätter
300 ml Wasser
1 EL Aroniabeeren
Saft von 1 Zitrone
1 TL geschälte Hanfsamen

1 Birne waschen, Stiel entfernen, entkernen und grob zerkleinern. Banane schälen und in grobe Stücke schneiden.

2 Weißkohlblätter waschen, in Streifen schneiden und mit etwas Wasser und den Aroniabeeren im Mixer pürieren.

3 Nach und nach Birnen- und Bananenstücke und restliches Wasser dazugeben und kräftig pürieren, bis eine gleichmäßige Konsistenz entsteht. Zitronensaft und Hanfsamen zum Schluss untermischen.

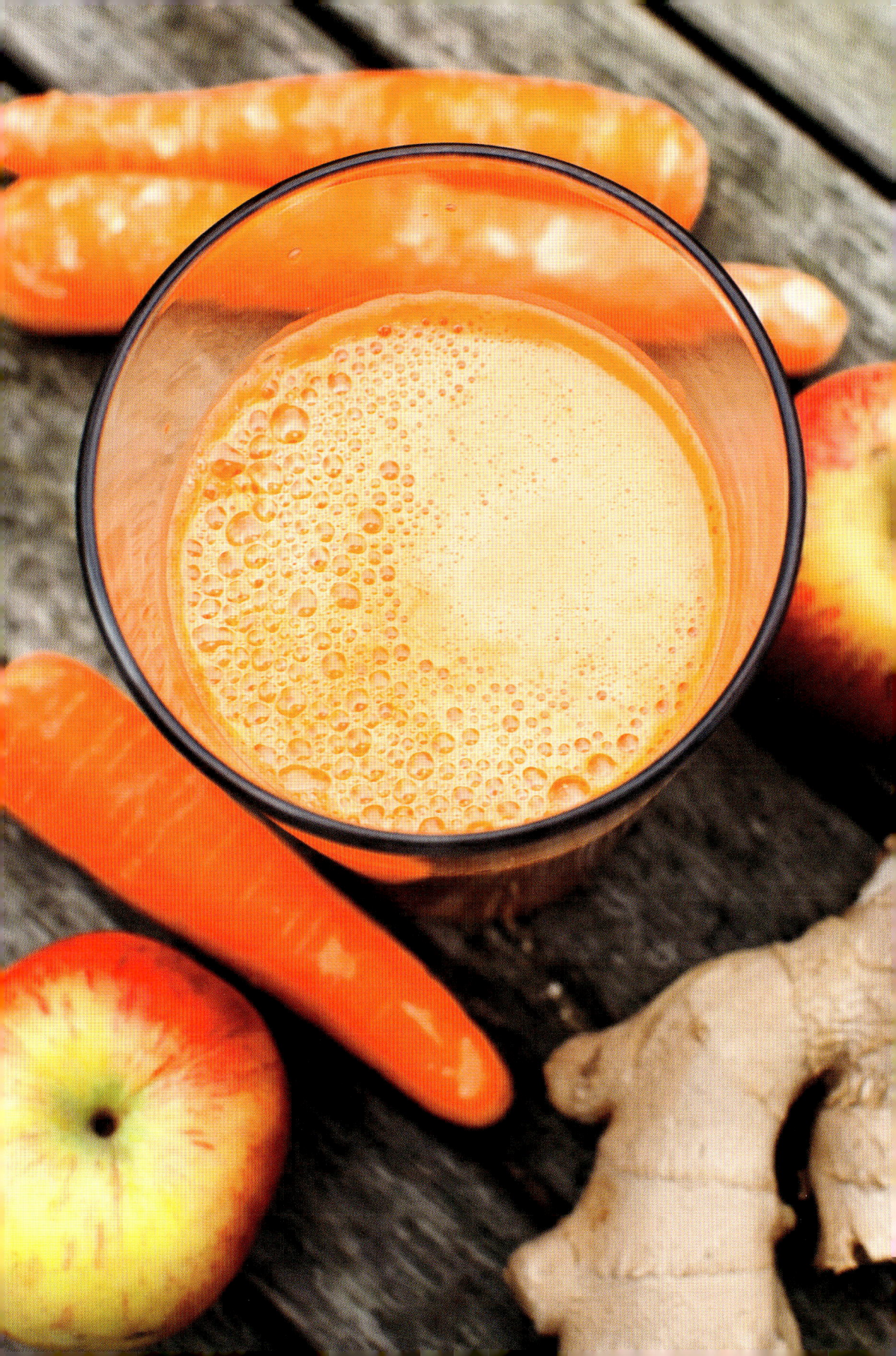

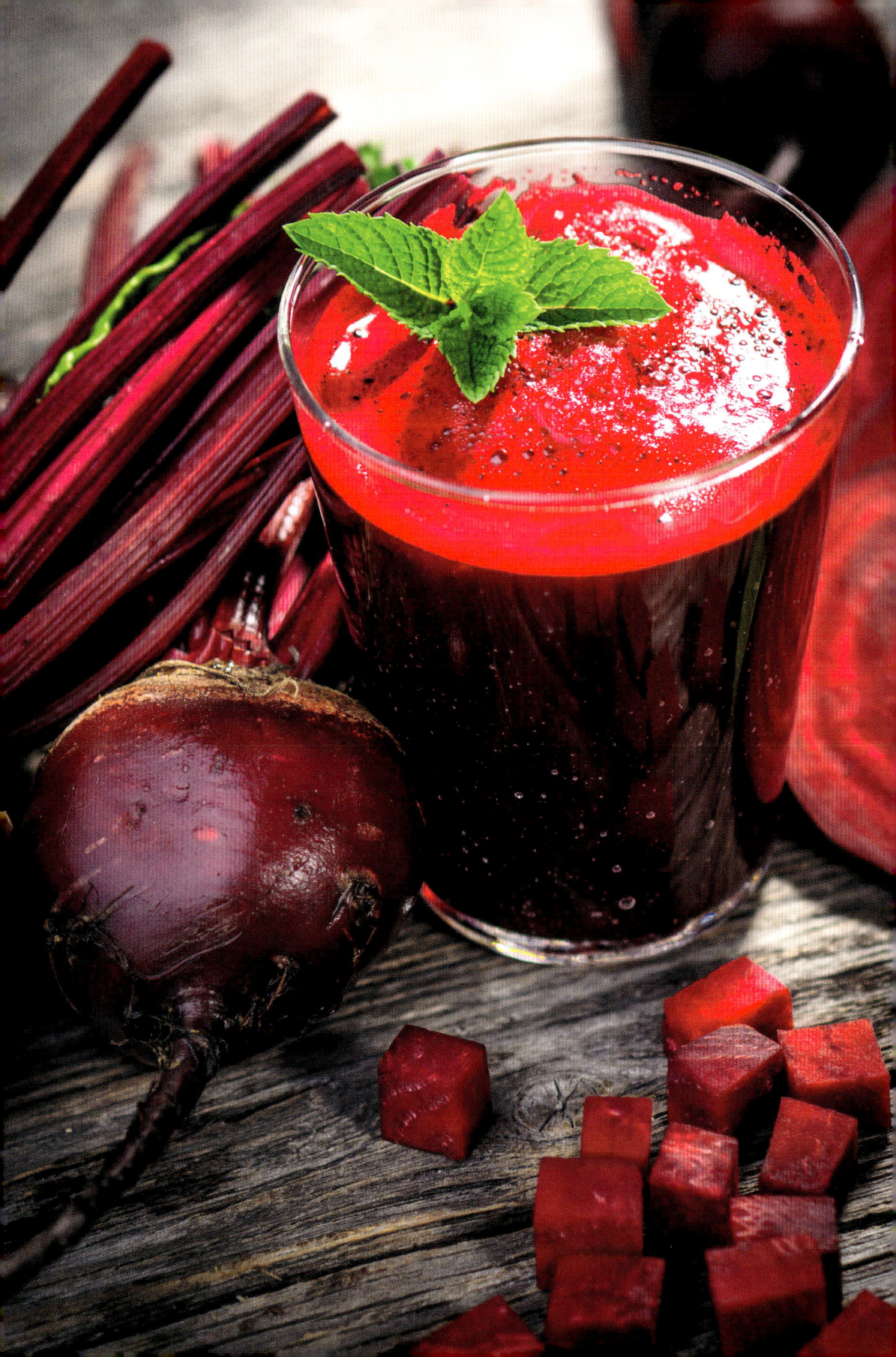

ROTE-BETE-SAFT (FOTO)

1 Rote Bete mit Einweghandschuhen schälen und das Fruchtfleisch grob zerkleinern.

2 Möhren waschen, Stielansatz entfernen und grob zerkleinern. Apfel waschen, entkernen und zerkleinern. Banane schälen und grob zerteilen.

3 Alle Zutaten in einen Mixer geben und auf höchster Stufe so lange pürieren, bis eine gleichmäßige Konsistenz entsteht.

TIPP Wenn Sie keine frische Rote Bete haben, können Sie auch 1 TL Rote-Bete-Pulver nehmen und mit zusätzlich 150 ml Wasser und den restlichen Zutaten pürieren.

Für 1 Person

150 g Rote Bete
2 große Möhren
1 Apfel
½ Banane
1 TL Meerrettich
10 Walnusskern-Hälften
200 ml Wasser

ROTE-ZORA-SMOOTHIE

1 Birne waschen, Stiel entfernen, entkernen und grob zerkleinern. Rotkohlblätter waschen und grob zerkleinern. Banane in grobe Stücke schneiden.

2 Rotkohlblätter mit etwas Kokoswasser vorab mixen. Anschließend alle anderen Zutaten sowie das restliche Kokoswasser zugeben und so lange mixen, bis eine gleichmäßige Konsistenz entsteht.

TIPP Gojibeeren (1 TL) passen auch sehr gut zu diesem Smoothie.

Für 1 Person

1 Birne
3 Rotkohlblätter
½ Banane
250 ml Kokoswasser
10 rote Weintrauben
1 EL Erdmandelflocken

TAGE 5 BIS 7: FLÜSSIG-SÄMIGE SMOOTHIES

ZAUBERTRANK

Für 1 Person

1 Handvoll Cashewkerne
3 Löwenzahnblätter
2 Bärlauchblätter
½ reife Avocado
1 Apfel
1 Banane
250 ml Wasser
1 EL Rapsöl

1 Cashewkerne für etwa 1 – 2 Stunden in kaltem Wasser einweichen. Anschließend das Einweichwasser weggießen.

2 Löwenzahn- und Bärlauchblätter waschen. Fruchtfleisch aus der Schale der Avocado lösen und grob zerkleinern. Apfel waschen, Stiel entfernen, entkernen und das Fruchtfleisch grob zerkleinern. Banane in kleinere Stücke schneiden.

3 Löwenzahn- und Bärlauchblätter mit Avocado, Apfel, Banane und Cashewkernen in einen Mixer geben und kurz pürieren. Anschließend mit Wasser aufgießen und kräftig mixen, bis eine gleichmäßige Konsistenz erreicht ist.

4 Zum Schluss das Rapsöl zugeben und den Smoothie noch einmal kurz aufmixen.

TIPP Steigern Sie die Menge der Wildkräuter in Ihrem Smoothie nur schrittweise. Wildkräuter schmecken oft sehr intensiv; gewöhnen Sie sich langsam an den Geschmack. Es lohnt sich, denn die unscheinbaren Wildkräuter liefern wie kein anderes pflanzliches Lebensmittel bereits in kleinen Mengen ein breites Spektrum an Vitalstoffen, Aminosäuren, Omega-3-Fettsäuren.

TOMATEN-SMOOTHIE

Für 1 Person

½ Salatgurke

200 g Cherrytomaten

½ Banane

1 Stange Staudensellerie mit Blattgrün

2 Stiele Dill

200 ml Kokoswasser

1 EL Hanfsamen

Salz, Pfeffer

1 Salatgurke waschen und in feine Würfel schneiden. Cherrytomaten waschen und halbieren. Banane schälen und klein schneiden. Selleriestange waschen und in feine Ringe schneiden. Blattgrün grob zerpflücken.

2 Gemüse und Dill mit etwas Kokoswasser in einen Mixer geben und vorab mixen. Nach und nach Banane, Hanfsamen und das restliche Kokoswasser zugeben und noch mal kräftig pürieren, bis eine gleichmäßige Konsistenz entsteht. Mit Salz und Pfeffer nach Belieben abschmecken.

EINE LECKERE VARIANTE Verwenden Sie anstelle von Kokoswasser Kefir und würzen den Smoothie etwas schärfer mit ein paar Spritzern Tabasco und Chilipulver.

ENERGIE-KICK-SMOOTHIE

Für 1 Person

3 EL Cashewkerne

1 EL Gojibeeren

1 Banane

250 ml Hafermilch

1 TL Mandelmus

1 Cashewkerne und Gojibeeren ca. 1 – 2 Stunden in etwas Wasser einweichen. Das Einweichwasser abgießen.

2 Banane schälen und klein schneiden. Bananen, Cashewkerne und Gojibeeren zusammen mit Hafermilch und Mandelmus im Mixer kräftig pürieren, bis eine gleichmäßige Konsistenz entsteht.

TIPP Anstelle der Gojibeeren bieten sich auch Beeren je nach Saison an. Mandelmus ohne Zusätze (Mandel und pflanzliches Öl) ist im Reformhaus erhältlich.

GRÜNKOHL-SMOOTHIE (FOTO)

Für 1 Person

5 Blätter Grünkohl
1 Handvoll Rukola
1 Handvoll glatte Petersilie
250 ml Kokoswasser
½ Banane
½ Avocado
10 Walnusskern-Hälften
Meersalz, Pfeffer aus der Mühle
nach Bedarf

1 Grünkohl waschen und die Stängel entfernen. Rukola und Petersilie waschen, grob schneiden und mit dem Kokoswasser pürieren.

2 Banane schälen und grob zerkleinern. Das Fruchtfleisch aus der Avocadoschale lösen und grob schneiden.

3 Banane, Avocado und Walnusskerne zugeben und alle Zutaten so lange pürieren, bis eine gleichmäßige Konsistenz entsteht. Zum Schluss nach Bedarf mit Salz und Pfeffer würzen.

TIPP Anstelle des Grünkohls kann man auch Wirsingblätter verwenden. Wer schonend getrocknetes Grünkohlpulver einsetzt, sollte daran denken, dass es sehr geschmacksintensiv ist. Verwenden Sie es daher nur teelöffelweise.

GRÜNE-WELLE-SMOOTHIE

Für 1 Person

1 Handvoll Cashewkerne
6 Walnusskern-Hälften
1 Handvoll Blattspinat
½ Banane
100 g Honigmelone
1 TL Gerstengraspulver
(oder eine Handvoll
frisches Gerstengras)
200 ml Wasser

1 Cashew- und Walnusskerne für etwa 1 – 2 Stunden einweichen. Dann das Einweichwasser abgießen.

2 Blattspinat waschen, wenn nötig verlesen und trocken schütteln. Banane schälen und in kleine Stücke schneiden. Melone schälen und das Fruchtfleisch in Würfel schneiden.

3 Blattspinat mit Gerstengraspulver und etwas Wasser im Mixer vorab pürieren. Anschließend alle anderen Zutaten zugeben und kräftig mixen, bis eine gleichmäßige Konsistenz ensteht.

TIPP Anstelle der Nüsse 1 – 2 EL Hanfsamen dazugeben.

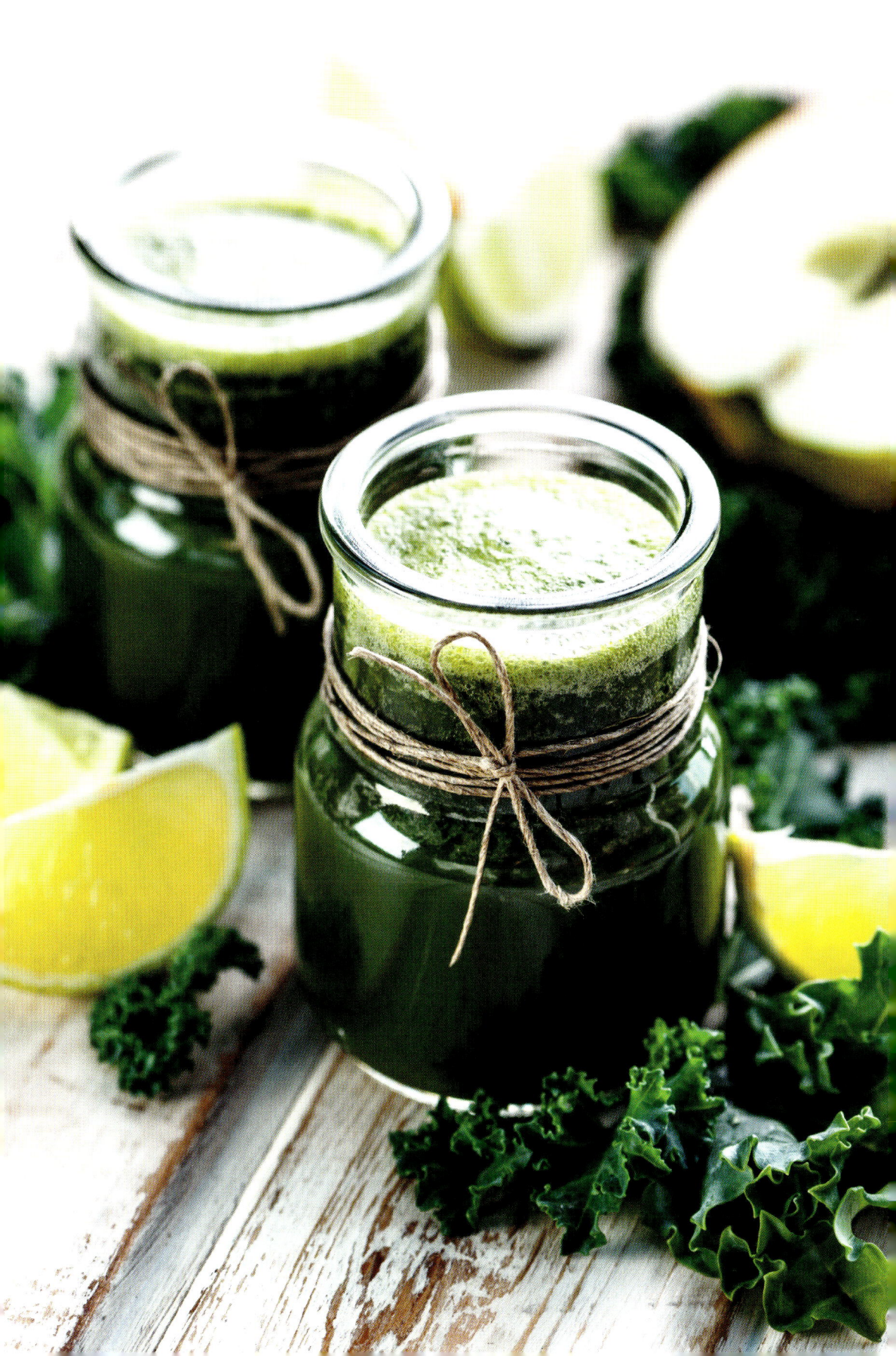

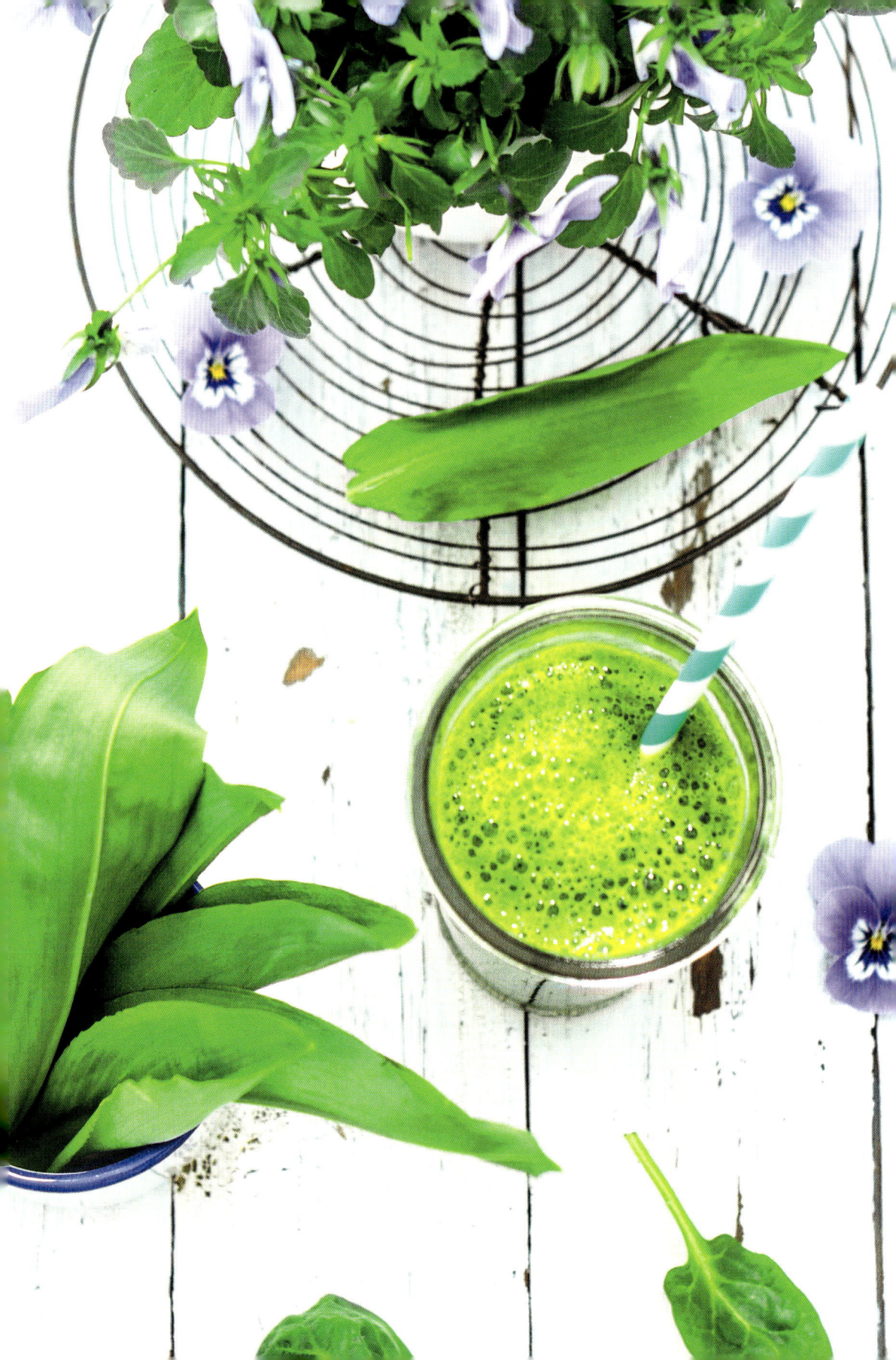

BÄRLAUCH-SMOOTHIE (FOTO)

Für 1 Person

1 Bärlauch unter kaltem Wasser abbrausen. Joghurt, Salz, Honig, Senf und etwas Wasser in den Mixer geben.

2 Alle Zutaten so lange pürieren, bis eine gleichmäßige Konsistenz entsteht. Mit Salz und Pfeffer nach Belieben würzen.

TIPP Geben Sie etwas Apfelessig dazu, und Sie können aus dem Smoothie eine leckere Salatsauce kreieren.

1 Handvoll frischer Bärlauch
250 g Joghurt, mind. 3,5 % Fett
etwas Meersalz
½ TL Honig
½ TL Senf
150 ml Mineralwasser
Salz und Pfeffer aus der Mühle

BEERENMUS-SMOOTHIE

Für 1 Person

1 Beeren kurz abbrausen und abtropfen lassen. Banane schälen und in Stücke schneiden.

2 Das Fruchtfleisch der Avocado aus der Schale lösen und klein schneiden. Kopfsalat mit Melisseblättchen in einen Mixer geben und mit etwas Sojamilch kurz aufpürieren.

3 Dann die restlichen Zutaten zugeben und das Ganze kräftig mixen, bis eine gleichmäßige Konsistenz entsteht. Sollte der Smoothie zu dickflüssig sein, noch etwas Sojamilch zugießen.

50 g Erdbeeren
50 g Himbeeren
½ Banane
½ Avocado
2 – 3 Blätter Kopfsalat
einige Blättchen Melisse
200 ml Sojamilch

TIPP Dieser Smoothie schmeckt auch mit einer Mischung aus Brombeeren, Himbeeren und Johannisbeeren sehr gut. Sie können frische, aber auch tiefgefrorene Früchte verwenden. Tiefgefrorene Beeren geben Sie am besten im noch gefrorenen Zustand in den Mixer. Beim Auftauen gehen nämlich viele Vitamine und Mineralstoffe ins Auftauwasser über und gehen damit verloren, weil das Auftauwasser üblicherweise weggegossen wird.

EXOTIC-TRAUM-SMOOTHIE (FOTO)

Für 1 Person

50 g Mango
50 g Papaya
50 g Kaki-Frucht
100 g Ananas
1 Saftorange
200 ml Hafermilch
1 EL Chiasamen

1 Mango und Papaya schälen, entkernen und in grobe Stücke schneiden. Kaki-Frucht ggf. schälen, den Stielansatz entfernen und grob zerteilen. Ananas schälen und grob würfeln. Saftorange auspressen.

2 Alle Zutaten zusammen mit Hafermilch und Chiasamen in einen Mixer geben und so lange kräftig pürieren, bis eine gleichmäßige Konsistenz entsteht.

3 Den Smoothie vor dem Genuss noch etwa 5 Minuten stehen lassen, damit die Chiasamen quellen können. Zum Schluss evtl. noch etwas Hafermilch dazugeben.

SUNRISE-SMOOTHIE

Für 1 Person

1 Banane
100 g Süßkirschen
100 g Erdbeeren
4 Kopfsalatblätter
5 Blättchen Zitronenmelisse
200 ml Kokoswasser
1 walnussgroßes Stück Ingwer
1 EL Chiasamen

1 Banane schälen und klein schneiden. Kirschen entkernen. Erdbeeren waschen, halbieren und den Stielansatz entfernen.

2 Kopfsalatblätter waschen, trocken schütteln und grob zerteilen. Obst mit Zitronenmelisseblättchen, Kopfsalat und Kokoswasser in einen Mixer geben und gut pürieren.

3 Ingwer schälen, in die Flüssigkeit reiben und Chiasamen dazugeben und noch mal kurz mixen. Den Smoothie ca. 5 Minuten stehen lassen, damit die Chiasamen quellen können.

TIPP Wer den Smoothie sämiger und cremiger haben möchte, nimmt nur die halbe Menge an Kokoswasser und gibt zusätzlich 100 g Natur- oder Sojajoghurt dazu.

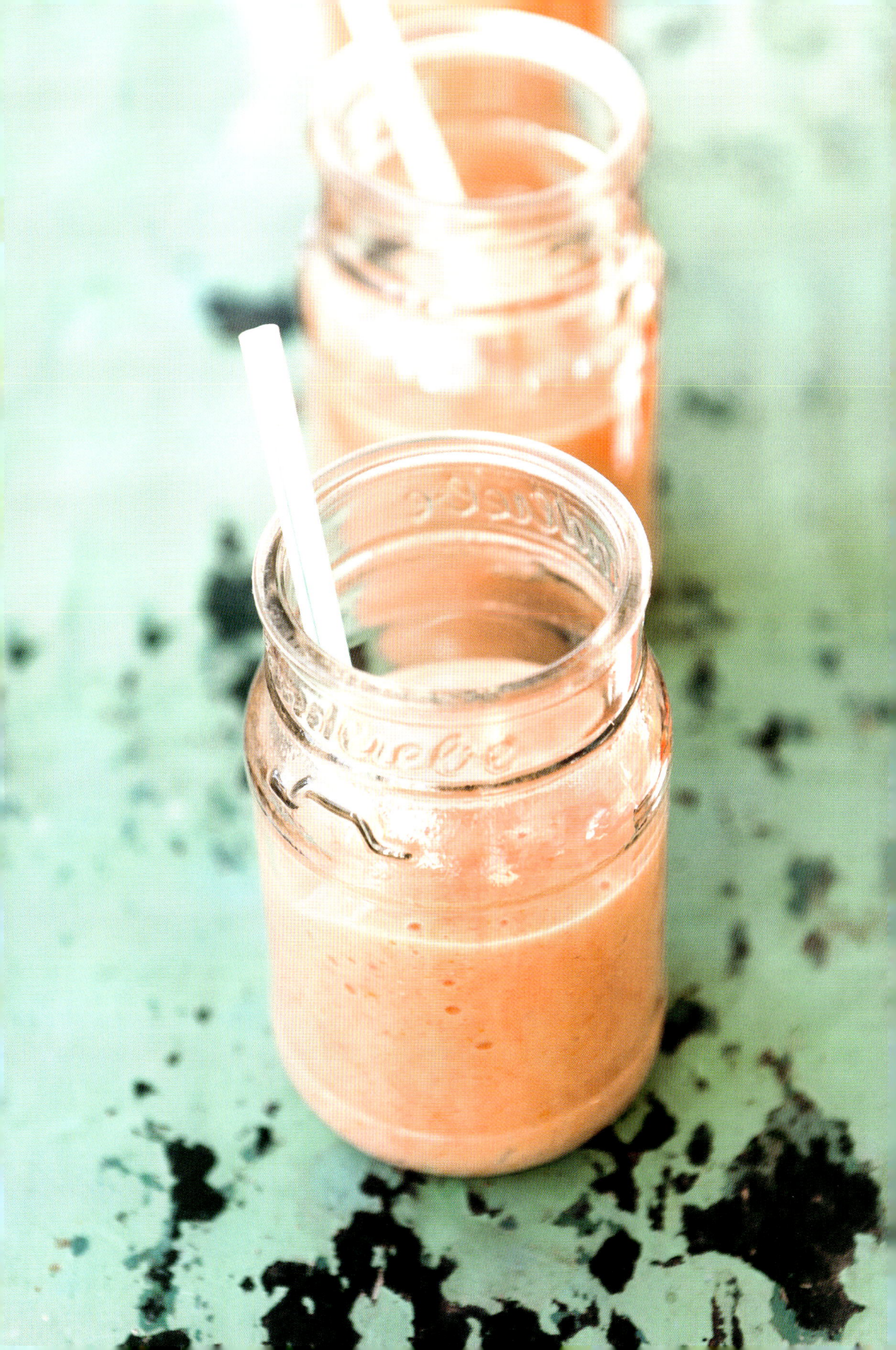

TAGE 8 BIS 10: CREMIGE SMOOTHIES

APFEL-MÜSLI-SMOOTHIE

Für 1 Person

1 EL Cashewkerne
1 EL Aroniabeeren, getrocknet
1 großer Apfel
½ Banane
200 ml Sojamilch
5 Walnusskern-Hälften
1 EL Roggenflocken
1 TL Zimtpulver

1 Cashewkerne und Aroniabeeren ca. 30 Minuten einweichen. Danach das Einweichwasser abgießen.

2 Apfel waschen, Stiel entfernen, entkernen und das Fruchtfleisch klein schneiden. Banane schälen und ebenfalls klein schneiden.

3 Apfel- und Bananenstücke mit Cashewkernen und Aroniabeeren in einen Mixer geben und mit etwas Sojamilch kräftig mixen.

4 Anschließend die restlichen Zutaten dazugeben und noch einmal kräftig pürieren. Mit dem Zimtpulver abschmecken.

BROKKOLI-MANGO-SMOOTHIE

Für 1 Person

100 g Brokkoli
1 Kiwi
½ Banane
100 g Mango
½ Avocado
200 ml Wasser
Saft und abgeriebene Schale
von 1 Limette

1 Brokkoli waschen und in kleine Röschen teilen. Kiwi, Banane und Mango schälen und alles klein schneiden. Das Fruchtfleisch der Avocado aus der Schale lösen und klein schneiden.

2 Brokkoli, Kiwi, Banane, Mango und Avocado mit Wasser in einen Mixer geben und kräftig pürieren. Zum Schluss Limettensaft und -schale zugeben und noch einmal kurz mixen.

ROTBÄCKCHEN-SMOOTHIE

1 Aprikosen waschen, halbieren, entsteinen und in grobe Stücke schneiden. Rote Bete mit Einweghandschuhen schälen und in feine Würfel schneiden.

2 Möhren waschen, dunkle Stellen abschaben und in feine Scheiben schneiden. Das Blattgrün der Möhre waschen und grob zerteilen.

3 Aprikosen, Rote Bete und Möhre mit Wasser und dem Dill in einen Mixer geben und kräftig pürieren.

4 Ingwer ungeschält hineinreiben und das Leinöl dazugeben. Noch einmal kurz mixen.

Für 1 Person

100 g Aprikosen
1 kleine Rote Bete
1 Möhre mit Blattgrün
200 ml Wasser
2 Stiele Dill
1 walnussgroßes Stück Ingwer
1 EL Leinöl

VITAL-SMOOTHIE

1 Gojibeeren in etwas Wasser für ca. 30 Minuten einweichen. Grapefruit schälen und das Fruchtfleisch grob zerkleinern. Saftorangen auspressen.

2 Grapefruit mit Orangensaft mixen. Anschließend die eingeweichten und abgetropften Gojibeeren und Erdmandelflocken zugeben und pürieren, bis eine gleichmäßige Konsistenz erreicht ist.

3 Ungeschälten Ingwer direkt in den Saft-Smoothie reiben und die Hanfsamen dazugeben. Zum Schluss das Kokoswasser zugeben und noch einmal kräftig mischen.

Für 1 Person

1 EL Gojibeeren
1 Grapefruit
2 Saftorangen
1 TL gemahlene
Erdmandel-Flocken
1 walnussgroßes Stück Ingwer
1 EL Hanfsamen
150 ml Kokoswasser

FITNESS-SMOOTHIE (FOTO)

Für 1 Person

2 Datteln, getrocknet
50 g Rukola
5 Radieschen mit Blattgrün
1 Apfel
½ Avocado
200 ml Wasser
1 EL Hanfsamen
1 TL Leinöl

1 Die Datteln etwa 5 Minuten in etwas Wasser einweichen. Einweichwasser abgießen und die Datteln klein schneiden.

2 Rukola waschen und wenn nötig verlesen. Radieschen waschen und in Scheiben schneiden. Radieschenblattgrün grob schneiden. Apfel waschen, Stiel entfernen, entkernen und klein schneiden. Das Fruchtfleisch der Avocado aus der Schale lösen und klein schneiden.

3 Rukola, Radieschen mit Blattgrün, Apfel, Avocado und Datteln in den Mixer geben, mit Wasser auffüllen und alles gut pürieren, bis eine gleichmäßige Konsistenz entsteht.

4 Zum Schluss Hanfsamen und Leinöl zu dem Smoothie geben und noch einmal kurz mixen.

PIKANTER SMOOTHIE

Für 1 Person

100 g Cherrytomaten
100 g Zucchini
½ Avocado
1 EL Schnittlauchröllchen
1 Handvoll Basilikumblätter
1 Stängel Rosmarin
1 Stängel Thymian
250 ml Wasser
Salz, Pfeffer, Chilipulver

1 Tomaten waschen und halbieren. Zucchini waschen, Stielansatz entfernen und das Fruchtfleisch in feine Scheiben schneiden. Das Fruchtfleisch der Avocado aus der Schale lösen und klein schneiden.

2 Tomaten, Zucchini, Avocado und Schnittlauch in einen Mixer geben. Basilikum, Rosmarin und Thymian von den Stängeln zupfen und ebenfalls dazugeben. Mit Wasser aufgießen und pürieren, bis eine gleichmäßige Konsistenz erreicht ist. Mit Salz, Pfeffer und Chilipulver je nach Geschmack kräftig würzen.

TIPP Scharfes Essen regt die Durchblutung der Schleimhäute an. Gleichzeitig werden die Verdauungsenzyme aktiviert.

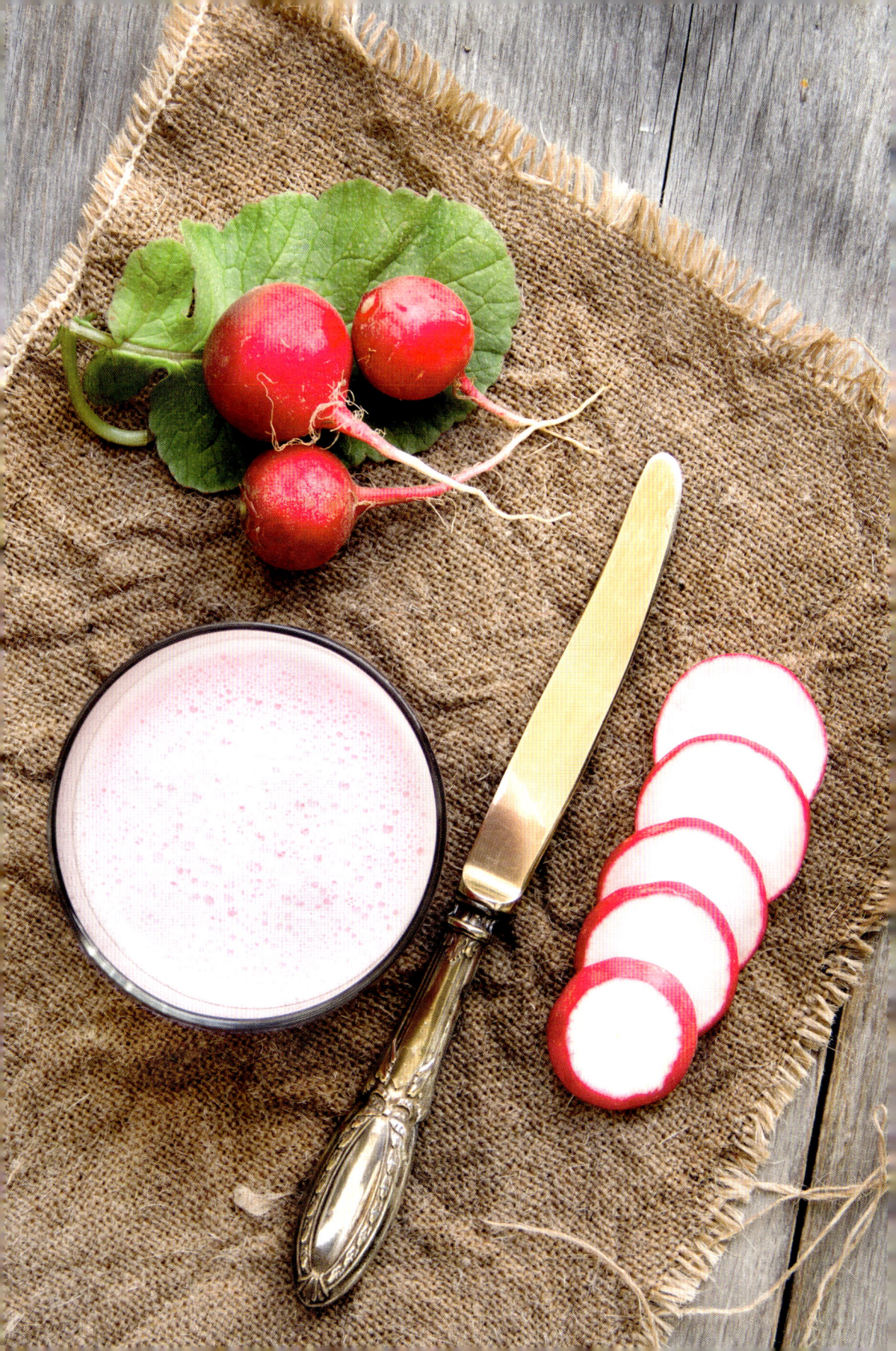

KRÄUTERCREMESUPPE

Für 2 Personen

150 g Kartoffeln,
mehligkochend
1 Zwiebel
1 Knoblauchzehe
1 EL Ghee
(ayurvedisches Butterfett)
500 ml Gemüsebrühe
2 Bund Kräuter, gemischt
(z. B. Petersilie, Basilikum,
Kerbel, Dill, Gartenkresse)
100 ml Sahne
Meersalz
schwarzer Pfeffer,
grob geschrotet
1 Prise Muskat
1 EL Rapsöl, kaltgepresst

ZUBEREITUNGSZEIT **25 Minuten**

1 Kartoffeln waschen, schälen und in kleine Würfel schneiden. Zwiebel und Knoblauch schälen und fein hacken.

2 Ghee in einem Topf erhitzen. Kartoffeln, Zwiebel und Knoblauch darin dünsten, bis die Zwiebelwürfel glasig werden. Mit der Gemüsebrühe aufgießen und zugedeckt ca. 10 Minuten bei mittlerer Hitze kochen lassen.

3 In der Zwischenzeit die Blätter der gemischten Kräuter abzupfen und grob hacken. 1 Esslöffel der gehackten Kräuter beiseitestellen. Sahne mit einem Handrührgerät halbfest schlagen.

4 Die Kartoffeln in der Gemüsebrühe mit dem Pürierstab mixen. Mit Salz, Pfeffer und Muskat würzen. Die gehackten Kräuter daruntermischen und ebenfalls pürieren.

5 Die Suppe auf die Suppentassen verteilen. Je einen Klecks Sahne dazugeben, beiseitegelegte und gehackte Kräuter darüberstreuen und mit etwas Rapsöl beträufeln.

TIPP Besonders lecker schmeckt die Suppe mit heimischen Wildkräutern, wie Brennnessel, Sauerampfer, Schafgarbe oder Giersch.

GEMÜSESUPPE MIT ROTER BETE

1 Rote Bete mit Einmalhandschuhen schälen und würfeln. Zwiebel, Möhre und Kartoffel schälen und würfeln. Wirsing und Lauch putzen und in Streifen bzw. Ringe schneiden. Ingwer schälen und reiben.

2 Öl in einem Topf erhitzen und die Zwiebelwürfel darin glasig dünsten. Rote Bete, Möhren und Kartoffeln zugeben und das Gemüse etwa 10 Minuten dünsten.

3 Wirsing, Lauch und Ingwer hinzufügen und kurz anbraten. Mit der Gemüsebrühe auffüllen und das Ganze etwa 15 Minuten köcheln lassen. Mit Salz, Pfeffer, Majoran und Thymian würzen und abschmecken.

4 Sahne mit einem Handmixer kurz anschlagen und kurz vor dem Servieren zur Suppe geben.

Für 2 Personen

100 g Rote Bete
½ Zwiebel
1 Möhre
1 Kartoffel
1/8 Wirsingkopf
½ Stange Lauch
etwa 1 cm Ingwer
1 EL Öl
250 ml Gemüsebrühe
Salz, Pfeffer, Majoran, Thymian
50 ml Sahne

ZUBEREITUNGSZEIT **40 Minuten**

BÄRLAUCH-SUPPE MIT ROGGENBROT

1 Bärlauch waschen, trockenschleudern und von den groben Stielen lösen. Die Blätter zerschneiden. Zwiebel schälen und in feine Würfel schneiden. Kartoffeln waschen, schälen und in Würfel schneiden.

2 1 Esslöffel Öl erhitzen, Zwiebel glasig dünsten. Bärlauch und Kartoffeln dazugeben, kurz anbraten und mit der Brühe aufgießen. Zugedeckt bei mittlerer Hitze ca. 15 Minuten köcheln lassen, bis die Kartoffeln weich sind.

3 Die Suppe mit dem Pürierstab cremig mixen und noch 1-mal aufkochen lassen. Mit Salz und Pfeffer abschmecken. Sahne darunterrühren und den Topf von der heißen Platte nehmen. Frisch geröstetes Brot mit dem restlichen Öl beträufeln und zur Suppe reichen.

Für 2 Personen

100 g Bärlauch
1 kleine Zwiebel
2 Kartoffeln
2 EL Olivenöl
500 ml Gemüsebrühe
Meersalz, Pfeffer
50 ml Sahne
2 Scheiben Roggenvollkornbrot, getoastet

ZUBEREITUNGSZEIT **45 Minuten**

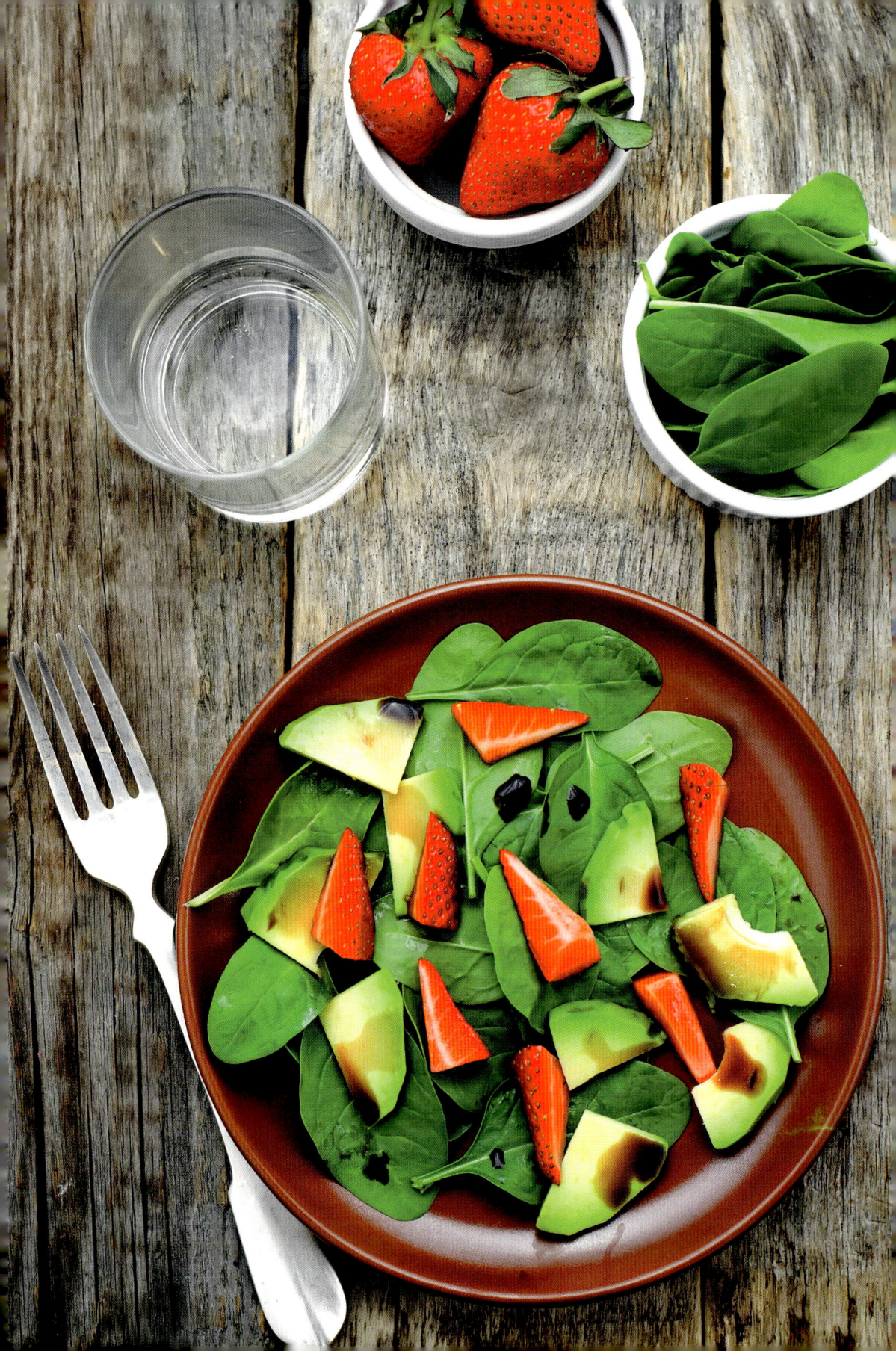

GRÜNE MINESTRONE

1 Fenchel, Wirsing und Chicorée waschen, putzen, jeweils den Strunk entfernen und das Gemüse in feine Streifen schneiden. Zwiebel schälen und würfeln.

2 Das Kokosöl in einem Topf erhitzen und die Zwiebel darin glasig dünsten. Fenchel und Wirsing dazugeben und kurz mitdünsten. Das Ganze mit Gemüsebrühe aufgießen und bei mittlerer Hitze ca. 10 Minuten köcheln lassen.

3 Anschließend den Chicorée dazugeben und weitere 5 Minuten garen. Mit Salz, Pfeffer und Majoran abschmecken. Kurz vor dem Servieren mit den Schnittlauchröllchen bestreuen.

Für 2 Personen

150 g Fenchel
100 g Wirsing
100 g Chicorée
1 kleine Zwiebel
1 EL Kokosöl
500 ml Gemüsebrühe
etwas Majoran
Salz, Pfeffer
1 EL Schnittlauchröllchen

ZUBEREITUNGSZEIT **30 Minuten**

SPINATSALAT MIT ERDBEEREN (FOTO)

1 Sonnenblumenkerne in einer heißen Pfanne ohne Fett goldgelb rösten und zur Seite stellen.

2 Spinat waschen und verlesen. Dabei die groben Blattstiele entfernen. Große Blätter mundgerecht zerkleinern. Erdbeeren waschen, den Stielansatz entfernen und vierteln. Frühlingszwiebel waschen, putzen und in feine Ringe schneiden.

3 Für das Salatdressing Essig, Öl, Zitronenpfeffer, Salz und schwarzen Pfeffer in ein Gefäß geben und gründlich miteinander verrühren.

4 Die Spinatblätter auf zwei Tellern anrichten, die Erdbeeren darüber verteilen und mit dem Dressing beträufeln. Geröstete Sonnenblumenkerne darüber verteilen.

Für 2 Personen

1 EL Sonnenblumenkerne
100 g Spinatblätter, möglichst kleine und zarte
150 g Erdbeeren
1 Frühlingszwiebel
2 EL Balsamico-Essig
1 EL Rapsöl, kaltgepresst
etwas Zitronenpfeffer
Meersalz, schwarzer Pfeffer

ZUBEREITUNGSZEIT **15 Minuten**

LÖWENZAHN-ENDIVIENSALAT MIT TOFU-DRESSING

Für 2 Personen

200 g Seidentofu
1 Knoblauchzehe
2 EL Bio-Apfelessig, naturtrüb
2 EL Bio-Rapskernöl
Meersalz
schwarzer Pfeffer
1 TL grünes Currypulver
evtl. etwas Mineralwasser
2 EL Sonnenblumenkerne
100 g junge Löwenzahnblätter
300 g Endiviensalat
1 EL Schnittlauchröllchen

ZUBEREITUNGSZEIT **20 Minuten**

1 Tofu grob zerkleinern. Knoblauchzehe schälen. Essig, Öl, Salz, Pfeffer, Knoblauch und grünes Currypulver dazugeben. Das Ganze mit einem Mixer oder Pürierstab pürieren, bis eine gleichmäßige Konsistenz entstanden ist. Evtl. noch etwas Mineralwasser dazugeben, damit es eine sämige Masse wird. Das Dressing kalt stellen.

2 Sonnenblumenkerne in einer heißen Pfanne ohne Fett goldbraun rösten und beiseitestellen. Löwenzahn und Endiviensalat putzen, waschen und trocken schleudern. Die Blätter in mundgerechte Stücke teilen und in eine Schüssel geben.

3 Das Dressing über den Salat verteilen und mit den Schnittlauchröllchen und den gerösteten Sonnenblumenkernen bestreuen.

INFO Tofu ist in verschiedenen Sorten und Konsistenzen erhältlich. **Seidentofu** eignet sich hervorragend zur Zubereitung von Desserts, Pudding, Saucen oder auch für Smoothies.
Naturtofu dagegen ist fester in der Konsistenz, hat einen relativ neutralen Geschmack, und daher braucht man mit Gewürzen und Kräutern nicht sparen. Er ist sehr empfehlenswert zum Braten oder Ausbacken.
Eine weitere Variante ist **Räuchertofu**. Das rauchig-würzige Aroma erinnert an Speck und schmeckt richtig lecker zu Bratkartoffeln, Pfannengerichten oder über Salat gestreut.

SPARGEL MIT MANGO-CREME

1   Weißen Spargel komplett schälen. Die unteren zwei Drittel der grünen Spargelstangen ebenfalls schälen. Spargel in Salzwasser (oder im Dampfgarer) gar kochen. Das dauert ca. 15 bis 20 Minuten in Salzwasser.

2   Mango schälen und das Fruchtfleisch vom Kern schneiden. Die Mango in Spalten schneiden. Ein paar Spalten zur Seite legen.

3   Das restliche Mangofruchtfleisch in einen Mixer geben und pürieren. Rapsöl dazugeben und erneut mixen. Die Creme mit Salz, Pfeffer und Senf würzen und abschmecken.

4   Die Mangocreme zum Spargel reichen und mit den zurückgelegten Mangospalten und den Schnittlauchröllchen dekorieren.

Für 2 Personen

300 g weißer Spargel
300 g grüner Spargel
Meersalz
1 reife Mango (ca. 300 g)
1 EL Rapsöl, kaltgepresst
1 EL Schnittlauchröllchen
Pfeffer
1 TL Senf

ZUBEREITUNGSZEIT **30 Minuten**

CHINAKOHLCURRY MIT MANDELN

1   Chinakohl waschen und in feine Streifen schneiden. Zwiebel schälen und in Würfel schneiden. Öl in einer Pfanne erhitzen und die Zwiebelwürfel darin glasig dünsten. Knoblauch schälen und durch eine Presse drücken. Zu den Zwiebeln geben und ca. 3 Minuten mitdünsten.

2   Chinakohl zufügen. Das Ganze mit Salz, Pfeffer und Curry kräftig würzen. Tomate waschen, den Strunk entfernen und das Fruchtfleisch in Würfel schneiden. Zum Kohl geben und umrühren. Alles etwa 10 Minuten bei schwacher Hitze garen.

3   Mandelblättchen in einer heißen Pfanne ohne Fett goldgelb rösten. Die Mandelblättchen zusammen mit der gehackten Petersilie über den gegarten Chinakohl streuen und servieren.

Für 2 Personen

150 g Chinakohl
1 kleine Zwiebel
1 EL Olivenöl
1 Knoblauchzehe
Salz, Pfeffer
1 EL Currypulver
1 Tomate
2 EL Mandelblättchen
etwas gehackte Petersilie

ZUBEREITUNGSZEIT **25 Minuten**

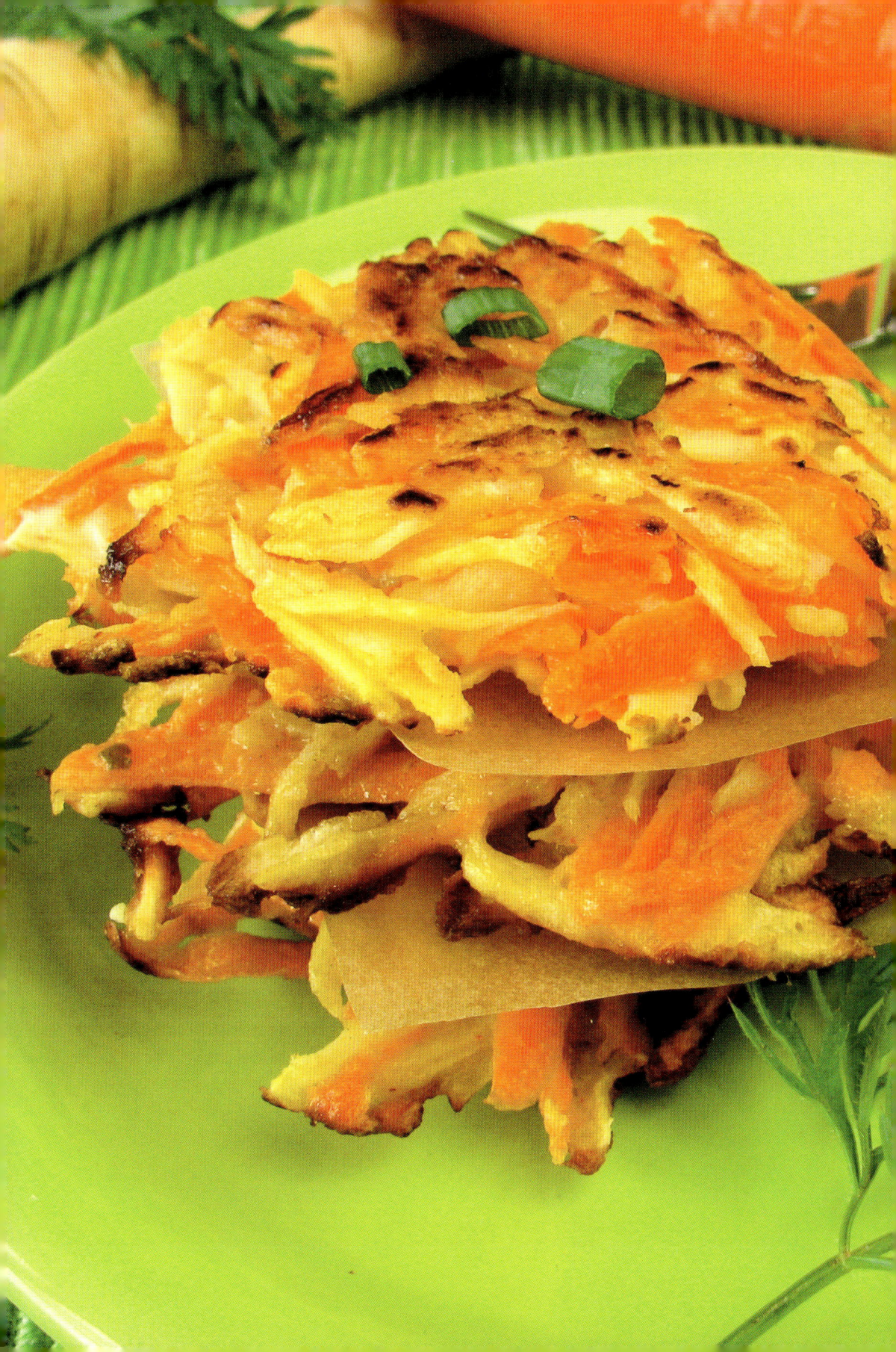

KOHLRABI-MANGOLD-CURRY

Für 2 Personen

2 kleinere Kohlrabi

200 g Mangold
(oder Blattspinat)

1 kleine Zwiebel

4 Cocktailtomaten

1 Stück frischer Ingwer
(ca. 1 cm)

1 EL Currypulver

6 EL Hüttenkäse

100 ml Gemüsebrühe

Salz, Pfeffer

1 EL Olivenöl

ZUBEREITUNGSZEIT **25 Minuten**

1 Kohlrabi schälen und in 2 cm große Würfel schneiden. Mangold waschen, putzen, die Stiele abtrennen. Blätter grob hacken, Stiele in feine Streifen schneiden.

2 Zwiebel schälen, halbieren und in Streifen schneiden. Tomaten waschen und halbieren. Ingwer schälen und fein hacken.

3 Einen Wok erhitzen und Kohlrabi, Zwiebel und Mangoldstiele evtl. mit etwas Wasser bei starker Hitze anbraten. Nach 2 Minuten die Mangoldblätter unterrühren und weitere 2 Minuten braten. Ingwer zufügen und das Gemüse mit Curry bestäuben.

4 Tomaten, Hüttenkäse und Gemüsebrühe dazugeben und das Gemüse zugedeckt bei mittlerer Hitze bissfest garen. Mit Salz und Pfeffer nach Belieben abschmecken. Kurz vor dem Servieren das Öl darüberträufeln.

TIPP Mangold ist botanisch gesehen mit Roten Beten und Zuckerrüben verwandt. Allerdings verzehrt man bei Mangold nur die Blätter, nicht die Wurzel. Grundsätzlich sind zwei Mangoldsorten bei uns erhältlich: Stiel- und Blattmangold. Wie der Name bereits verrät, ist der Stiel beim Stielmangold kräftiger ausgeprägt. Der untere, faserige Teil der kräftigen Stiele wird wie beim Spargel von unten her abgeschält. Die Blätter des Blattmangolds können wie Spinat verarbeitet werden und eignen sich auch sehr gut für die Zubereitung von Smoothies.

SESAM-BRAUNHIRSE-OFENKARTOFFELN

1 Den Backofen auf 180 °C vorheizen. Ghee in einem kleinen Topf erwärmen, damit es flüssig wird. Kartoffeln waschen, längs halbieren und trocken tupfen.

2 Ghee mit Salz in einer Schüssel verrühren und die Kartoffeln darin wenden. Die Kartoffeln auf einem mit Backpapier belegten Blech verteilen, im vorgeheizten Ofen je nach Größe ca. 30 Minuten backen.

3 Sesam und gekeimte Braunhirse mischen und über die Kartoffeln streuen. Weitere 15 Minuten garen und servieren.

TIPP Dazu passt sehr gut gedünstetes oder gegrilltes Gemüse. Auch ein Quark- oder Joghurt-Dip schmeckt sehr gut zu den Backofenkartoffeln.

TIPP Braunhirse-Keimlinge sind in gut sortierten Reformhäusern oder Bioläden erhältlich.

INFO Keimlinge und Sprossen sind wahre Vitaminbomben, insbesondere B-Vitamine und Vitamin C sind in beachtlichen Mengen enthalten. Aber auch die Gehalte an Mineralstoffen, Eiweiß und Ballaststoffen sind nicht unerheblich. Ganz besonders interessant ist bei gekeimtem Getreide und Hülsenfrüchten, dass sich während des Keimvorgangs der Gehalt an Phytinsäure abbaut. Daher können die Mineralstoffe aus gekeimten Hülsenfrüchten und Getreide auch ohne Probleme aufgenommen werden. Phytinsäure hat nämlich die Eigenschaft, die Aufnahme von Mineralien zu blockieren. Ansonsten wird Phytinsäure nur durch den Koch- bzw. Backprozess zerstört.

Für 2 Personen

1 – 2 EL Ghee
(ayurvedisches Butterfett)
600 g Kartoffeln, festkochend
etwas Meersalz
1 EL Sesam
1 EL Braunhirse, gekeimt
Backpapier

ZUBEREITUNGSZEIT 60 Minuten

PILZRAGOUT MIT KÜRBISPÜREE

Für 2 Personen

1 EL Ghee
(ayurvedisches Butterfett)
300 g Hokkaido-Kürbis
etwas Salz
200 g frische Pilze, gemischt
(z. B. Pfifferlinge, Champignons,
Steinpilze)
1 kleine Zwiebel
2 Knoblauchzehen
1 rote Paprikaschote
1 EL Kokosöl
250 ml Gemüsebrühe
Pfeffer, Paprikapulver
125 ml Sojamilch
etwas Muskat
1 – 2 Petersilienstängel

ZUBEREITUNGSZEIT **80 Minuten**

1 Den Backofen auf 200 °C vorheizen. Das Ghee langsam zerlaufen lassen. Für das Kürbispüree den Kürbis waschen, Kerne entfernen, das Fruchtfleisch in 2 – 3 cm breite Spalten schneiden und auf ein mit Backpapier ausgelegtes Backblech geben.

2 Kürbisspalten leicht salzen und mit dem flüssigen Ghee beträufeln. Das Kürbisgemüse im vorgeheizten Ofen ca. 1 Stunde weich garen.

3 Für das Pilzragout die Pilze putzen und in mundgerechte Stücke schneiden. Zwiebel schälen und in Würfel schneiden. Knoblauchzehen schälen und in feine Scheiben schneiden. Paprikaschote waschen, putzen und in feine Streifen schneiden.

4 In einer heißen Pfanne das Kokosöl erhitzen und die Knoblauch- und Zwiebelwürfel darin anbraten. Pilze dazugeben und kurz mitbraten. Mit der Gemüsebrühe ablöschen und etwa 20 Minuten bei mittlerer Hitze köcheln lassen.

5 Die Paprikastreifen dazugeben und weitere 5 Minuten bei mittlerer Hitze köcheln lassen. Mit Salz, Pfeffer und Paprikapulver kräftig abschmecken.

6 Sobald die Kürbisspalten weich sind, die Sojamilch mit etwas Salz und Muskat erwärmen, nicht kochen. Kürbis in einen Mixer geben, pürieren und dabei langsam die warme Sojamilch zugeben.

7 Die Petersilie waschen, trocken schütteln und fein hacken. Das Kürbispüree kräftig abschmecken. Zusammen mit dem Pilzragout und mit der Petersilie bestreut servieren.

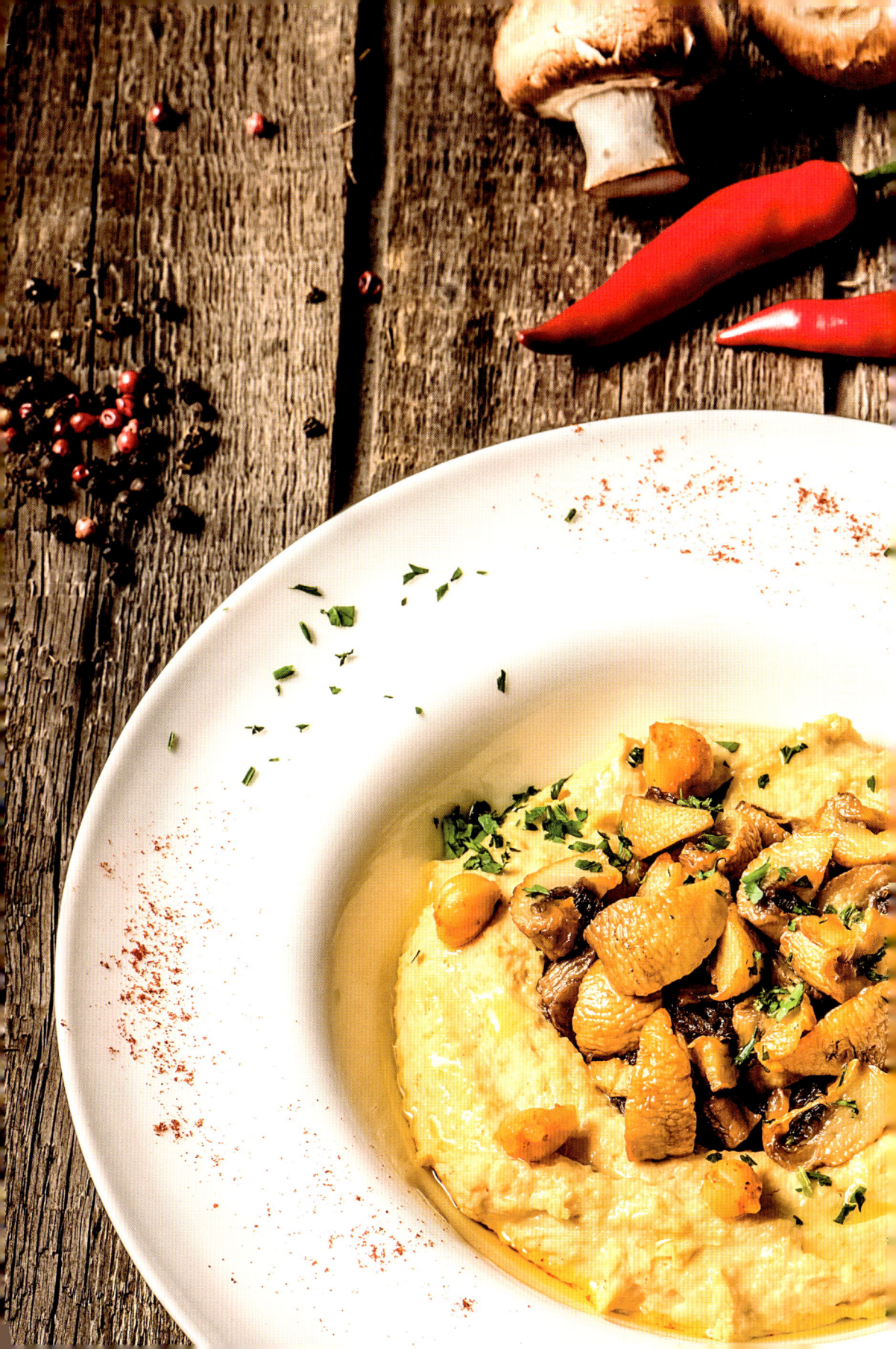

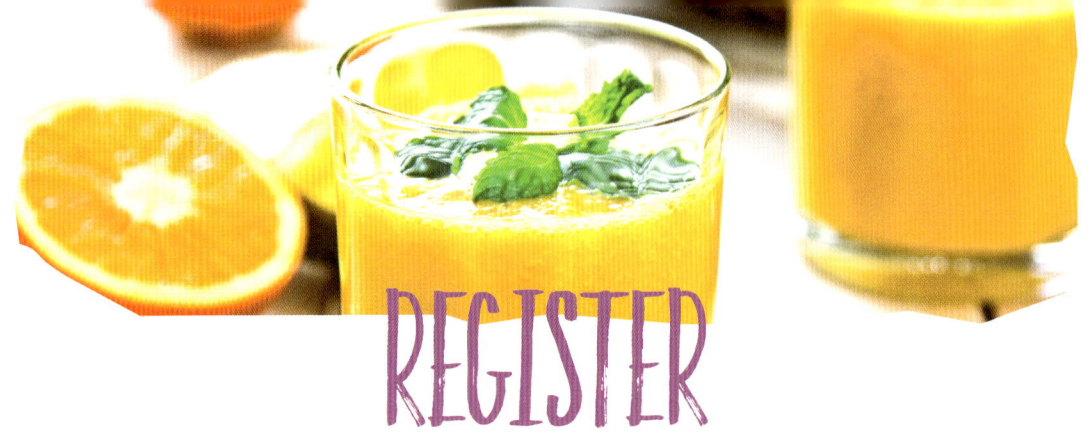

REGISTER

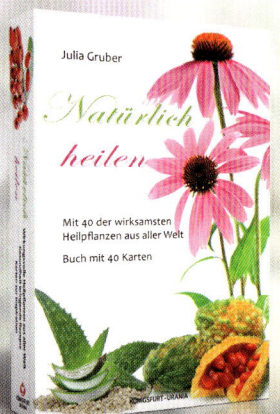
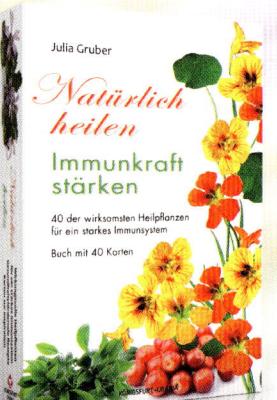
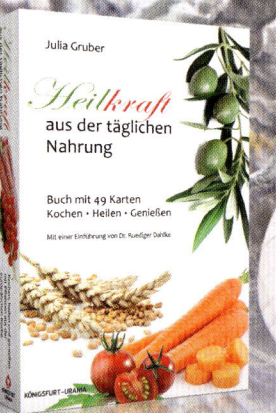
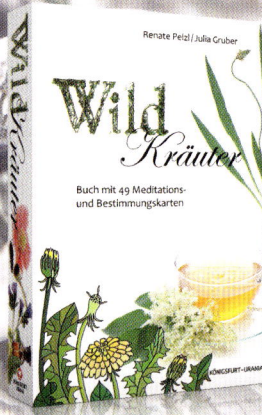

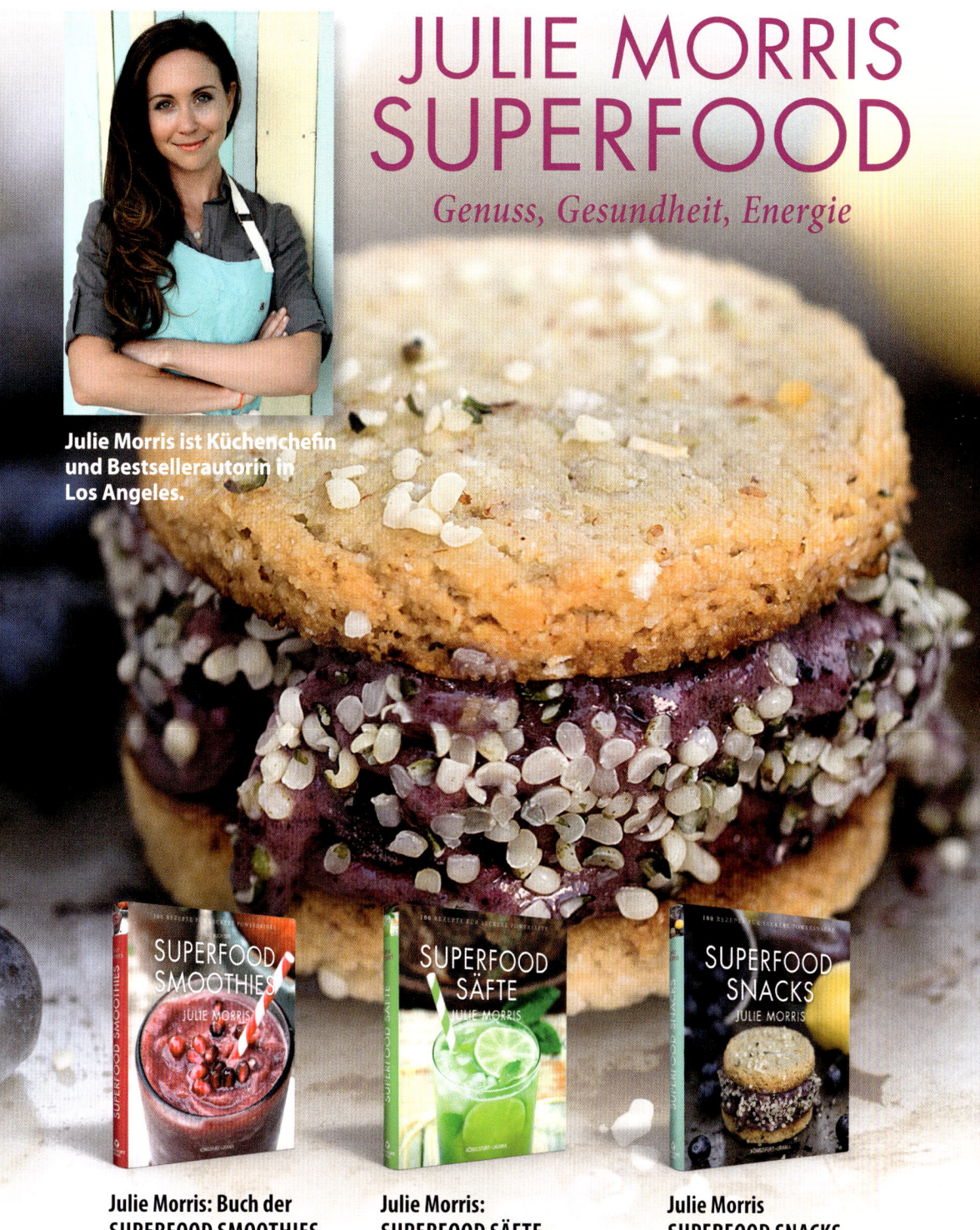

JULIE MORRIS
SUPERFOOD
Genuss, Gesundheit, Energie

Julie Morris ist Küchenchefin und Bestsellerautorin in Los Angeles.

SUPERFOOD SMOOTHIES

SUPERFOOD SÄFTE

SUPERFOOD SNACKS

Julie Morris: Buch der SUPERFOOD SMOOTHIES Mit 100 Rezepten für leckere Powerdrinks.
ISBN 978-3-86826-130-1

Julie Morris: SUPERFOOD SÄFTE 100 Rezepte für leckere Powersäfte.
ISBN 978-3-86826-135-6

Julie Morris SUPERFOOD SNACKS 100 Rezepte für leckere Powersnacks
978-3-86826-136-3

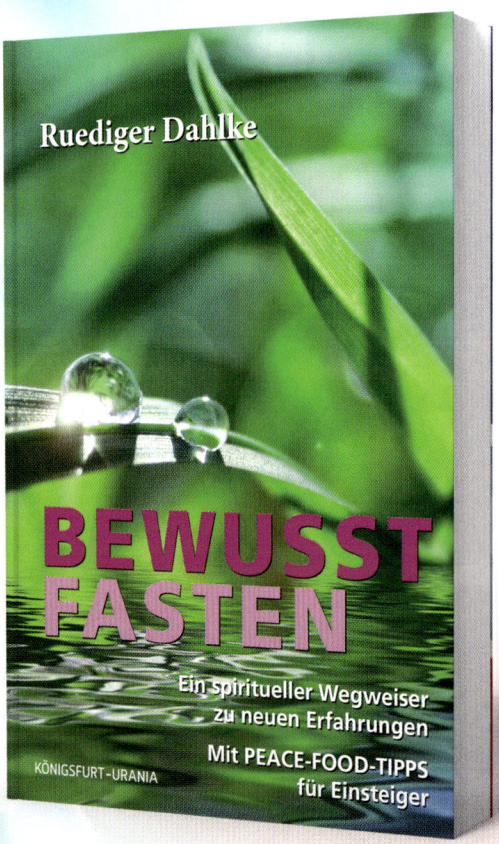
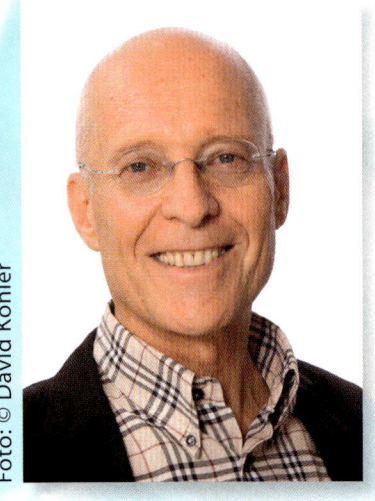

KAROTTEN-PASTINAKEN-RÖSTI (FOTO)

Für 2 Personen

200 g Pastinaken
200 g Möhren
3 EL Kichererbsenmehl
1 TL Petersilie, gehackt
Salz, Muskat, Pfeffer
Ghee (ayurvedisches
Butterfett) zum Ausbacken

ZUBEREITUNGSZEIT 20 Minuten

1 Pastinaken und Möhren waschen, schälen und putzen. Mit einer Küchenmaschine oder einer Reibe fein raspeln. Kichererbsenmehl und Petersilie zufügen und gut vermischen. Mit Salz, Muskat und Pfeffer nach Belieben würzen.

2 Eine Pfanne mit etwas Ghee erhitzen. Die Möhren-Pastinaken-Masse mit einem Esslöffel häufchenweise in die Pfanne geben und etwas flach drücken. Rösti von beiden Seiten bei mittlerer Hitze goldbraun braten.

TIPP Anstelle der Pastinaken kann man auch rohe Kartoffeln verwenden. Dazu passt ein grüner Salat.

GEMÜSESALAT MIT CHIASAMEN

Für 2 Personen

250 g Brokkoli
Meersalz
1 Avocado
2 Karotten
2 Tomaten
4 Blatt Kopfsalat
1 Knoblauchzehe
50 ml Gemüsebrühe
1 TL Senf
1 EL Olivenöl
Saft von 1/2 Zitrone
2 EL Chiasamen

ZUBEREITUNGSZEIT 40 Minuten

1 Brokkoli waschen, putzen und in kleine Röschen teilen. Salzwasser zum Kochen bringen und den Brokkoli darin ca. 5 Minuten bissfest kochen, herausnehmen und abtropfen lassen.

2 Fruchtfleisch aus der Avocado lösen und in kleine Stücke schneiden. Karotten waschen, putzen und klein würfeln. Tomaten waschen, den Stielansatz entfernen und das Fruchtfleisch würfeln. Salat waschen und trockenschleudern. Brokkoli, Karotten und Tomaten miteinander mischen.

3 Knoblauch schälen und durch die Knoblauchpresse drücken. Brühe, Salz, Senf, Olivenöl, Zitronensaft und Avocado in einen Mixer geben und kräftig mixen, bis ein sämiges Salatdressing entsteht. Dressing über das Gemüse geben und gut vermischen. Teller mit Salatblättern auslegen und den Gemüsesalat darauf verteilen. Chiasamen darüber streuen.